Este livro pertence a:

....

Direção de arte: Trini Vergara
Design e ilustrações: María Inés Linares
Tradução inglês/espanhol: Nora Escoms
Tradução espanhol/português: Maria Alzira Brum Lemos
Edição: María Inés Linares

Título original: *The Dorm Room Diet*

www.livropresente.com

O material desta obra é complementar e não pretende ser um substituto de um médico qualificado. Em caso de dúvida, deve-se consultar um profissional competente. A autora e a editora não se responsabilizam por quaisquer consequências diretas ou indiretas do uso e aplicação de qualquer parte do conteúdo deste livro.

Rua José Felix de Oliveira, 1205
CEP 06708-645 - Granja Viana - Cotia - SP
Tel./Fax: (55 11) 4612-2866
editoras@livropresente.com.br

ISBN 978-85-7683-166-2

Impresso por Geográfica e Editora Ltda.
Printed in Brazil

Dados Internacionais de Catalogação na Publicação (CIP)
(Câmara Brasileira do Livro, SP, Brasil)

Oz, Daphne
Dieta só para garotas: um plano para ficar em forma, saudável e feliz / Daphne Oz [tradução Maria Alzira Brum Lemos]. Cotia, SP: Vergara & Riba Editoras, 2009.

Título original: The Dorm Room Diet.
Bibliografia.
ISBN 978-85-7683-166-2

1. Adolescentes (Meninas) - Nutrição
2. Adolescentes (Meninas) - Saúde e higiene
3. Emagrecimento I. Título.

08-11783
CDD-613.0434

Índices para catálogo sistemático:
1. Adolescentes meninas: Nutrição: Ciências médicas 613.0434

DAPHNE OZ

DIETA SÓ PARA GAROTAS

UM PLANO PARA FICAR
EM FORMA, SAUDÁVEL E FELIZ

V&R EDITORAS

Para meus pais, Mehmet e Lisa;
minhas irmãs, Arabella e Zoe;
e meu irmão, Oliver.

Prólogo

Dr. Mehmet Oz

Sou cardiocirurgião. Meus colegas e eu tratamos pacientes cada vez mais jovens. Quase todos foram adolescentes sadios, mas, na maioria dos casos, tomaram decisões que prejudicaram sua saúde.

Tudo começa com um biscoito a mais de vez em quando, e então, quem antes saboreava um docinho, no domingo, passa a engolir um no domingo, outro na segunda e dois no sábado. Como temos sempre muita coisa para estudar (e uma vida social agitada), deixamos de praticar atividades físicas e não comemos de forma adequada. Chega um momento em que a única parte do corpo que exercitamos é o polegar direito, ao usar o controle remoto da televisão.

Em seguida, a roupa começa a ficar apertada. Um belo dia, olhamos no espelho ou vemos aquela foto de biquíni e nos damos conta...

Em muitos países, a porcentagem de adolescentes obesos quase dobrou nos últimos 30 anos. Esses jovens vão perdendo gradualmente a autoestima, a energia e a capacidade intelectual. O melhor momento para reverter essa situação é na juventude, quando os hábitos alimentares, de consumo, e a prática de esportes ainda estão em desenvolvimento. Por isso, se eles forem conscientizados ainda nessa fase, adotarão uma alimentação saudável a vida inteira. Além disso, esses hábitos saudáveis serão compartilhados com irmãos, pais, colegas da escola e, no futuro, com os próprios filhos.

Então, quem é a pessoa mais adequada para transmitir e compartilhar essa mensagem? Não sou eu, não são seus pais, nem seus professores. É você mesma.

Minha filha Daphne é estudante. Tem uma mente curiosa e perceptiva. Além disso, teve a vantagem de ter sido educada para manter o corpo saudável. De mim, recebeu informações científicas que regulam uma vida com saúde. Com a mãe, aprendeu a aproveitar ao máximo a dieta vegetariana. Com a avó, que é nutricionista, conheceu o uso adequado dos suplementos vitamínicos. Mas mesmo com toda a informação que recebeu, Daphne teve que percorrer um árduo caminho até levar uma vida saudável. E reuniu esse conhecimento para as leitoras de sua idade.

Este livro é um guia valioso que a ajudará a tomar decisões conscientes e adotar novos hábitos. Você se sentirá bem e vai parecer mais bonita e segura. Garanto que não será tão difícil assim. Pode acreditar: ela sabe o que diz.

Introdução

Tome consciência, agora

Imagine que seu dia começa assim:

Você dá um tapa para desligar o despertador. Ainda meio dormindo, olha-se no espelho sem muita coragem, vê olheiras enormes, olhos inchados, algumas espinhas e, imediatamente, começa a rotina de limpeza facial. Como esse processo demora bastante, não sobra tempo para o café da manhã, então você sai correndo, cansada e morta de fome. E o pior de tudo é que a calça, que antes ficava larga, agora mal fecha direito. "Como cheguei a este ponto?!", você se pergunta enquanto desembrulha um doce pelo caminho.

Na aula você se aborrece e não consegue se concentrar. Na hora do almoço, está ansiosa para ingerir mais açúcar e carboidratos. Logo depois de almoçar, tira um cochilo "reparador". Acorda horas mais tarde, mais cansada que antes e furiosa porque tem de estudar em vez de ir ao cinema com os amigos, como tinha planejado.

Agora, imagine que seu dia começa de um jeito completamente diferente:

O despertador toca e você levanta cheia de energia. No banheiro, alegra-se ao ver que seu rosto está renovado e seus olhos, abertos e descansados. Não precisa perder tempo experimentando várias roupas porque tudo cai bem. Depois de se vestir ainda sobra tempo para tomar o café da manhã: um iogurte desnatado e uma fruta. Você entra na sala de aula, relaxada e de bem com a vida (os outros a observam, admirados), e o tempo passa rápido, pois seu cérebro consegue se concentrar naquilo que está sendo ensinado.

Na hora do almoço, você está com fome, mas não muita. Saboreia o queijo branco com pão integral e não se sente nem um pouco tentada com os doces. Mais tarde, termina suas tarefas com tempo suficiente para dar uma passada na academia. Depois de um bom banho, você está pronta para ir ao cinema com os amigos, como tinha planejado. Quando chega em casa, pega no sono rapidamente e dorme a noite inteira.

Qual é a diferença entre estas duas histórias? Muito simples: o estilo de vida e os hábitos alimentares.

Concordo que estes exemplos talvez sejam um tanto exagerados. Mas uma das coisas mais difíceis de decidir à medida que crescemos é como nos alimentar bem. Não importa se sua família segue uma dieta saudável e pratica atividades físicas ou se prefere *fast-food* e nunca faz exercícios. Se você mesma não se conscientizar, será fácil perder os bons hábitos ou reforçar os ruins.

Embora as dietas da moda possam parecer a solução mágica quando você quer perder peso, é impossível segui-las a longo prazo. Algumas recomendam hábitos pouco saudáveis, como consumir níveis elevados de proteínas e nada de frutas nem verduras. Mesmo que você consiga seguir um programa rígido, não vai querer ficar conhecida como "aquela garota que não pode comer nada", vai? Em vez de se torturar (e torturar seus amigos) restringindo tudo o que come, por que não tenta um plano que dê liberdade para decidir onde, quando e o que comer? Quando você controla as regras da sua alimentação, controla também o que come.

A dieta que proponho aqui não tem nada a ver com aquelas que provavelmente você fez no passado. São sugestões para que você possa criar um estilo de vida saudável, sem tantas restrições. Quase todos nós comemos não apenas quando sentimos fome, mas quando estamos entediados, tristes ou felizes. Com este livro, você verá a comida apenas como fonte de energia, e não mais como uma necessidade emocional. Dessa maneira, não sentirá a tentação de se empanturrar e consumirá uma quantidade limitada de calorias. Quando os alimentos proibidos deixarem de ser tão tentadores, você estará próxima de ser uma pessoa mais saudável e feliz.

Este é um programa de 8 passos. (Consulte um especialista se tiver restrições específicas de alimentação ou problemas de saúde.)

O passo 1 traz inspiração e ideias motivadoras para você começar a estabelecer seus objetivos.

O passo 2 analisa por que é tão difícil para as jovens cumprir um plano de alimentação saudável e explica como superar esses obstáculos.

Os passos 3 e 4 analisam quando, onde e especialmente o que comer para que sua mente fique ativa, e seu corpo, forte e resistente.

> Uma das coisas mais difíceis de decidir à medida que crescemos é como nos alimentar bem.

O passo 5 ensina a lidar com situações "perigosas", aquelas em que surge a tentação de usar a comida para matar o tempo e levantar o ânimo.

O passo 6 descreve a importância dos exercícios e explica como criar uma rotina de ginástica semanal que se adapte aos seus horários.

No passo 7 veremos como as vitaminas e os minerais podem compensar as deficiências nutricionais.

Por último, o passo 8 dá dicas para relaxar e manter a mente saudável.

Meu pai, que é cardiologista, trabalha muito com pacientes adultos que não cuidaram bem do corpo na juventude. Ele os ensina a mudar velhos hábitos alimentares e a praticar esportes, mas sempre encontra muita resistência da parte deles. Quando se passa a vida inteira alimentando-se de modo incorreto, é muito difícil incluir alimentos naturais e restringir os inadequados. A maioria dos pacientes do meu pai provavelmente não mudaria sua dieta se não estivesse com a vida em risco por causa das artérias entupidas. A boa notícia para nós é que ainda somos jovens. É relativamente fácil, de extrema importância, que incorporemos agora costumes que nos mantenham saudáveis a vida inteira.

Se você chegou até aqui, já começou o processo!

Talvez você esteja se perguntando quem eu sou e o que me dá autoridade para escrever um livro como este. Como já deve ter percebido, não fiz nenhuma pós-graduação e não sou médica, mas tenho um pai e dois avôs cardiocirurgiões, e um tio neurocirurgião. Minha avó é especialista em homeopatia e medicina alternativa (sabe muito sobre suplementos vitamínicos e medicamentos naturais) e minha mãe é vegetariana praticante. Com tantos especialistas em saúde na família, cresci aprendendo o que devia comer e que exercícios devia fazer para me manter saudável.

Só consegui perder – e não recuperar – todos os quilos em excesso quando parei de considerar a comida como um consolo diante de qualquer problema emocional.

Claro que nem sempre fiz o que deveria ter feito. Apesar de todos os conhecimentos médicos que me cercavam, dos 7 aos 17 anos tive excesso de peso. Eu me alimentava bem, mas em grande quantidade, e não fazia exercícios regularmente para queimar as calorias extras. Sentia-me mal por estar acima do peso apesar de contar com todas as ferramentas para ficar em forma. E recorria a dietas "milagrosas" para emagrecer. Ao ver que não emagrecia, ou que isso acontecia muito lentamente, voltava aos velhos hábitos. Como não estava decidida a mudar meu estilo de vida, sempre voltava a engordar.

Só consegui perder – e não recuperar – todos os quilos em excesso quando parei de considerar a comida como um consolo diante de qualquer problema emocional e passei a vê-la como fonte de energia.

Quando comecei a controlar os momentos em que comia (basicamente, toda vez que meu corpo precisava repor energias), pude comer de tudo. Pouco a pouco, uma vitória foi levando a outra.

Falarei com mais detalhes sobre a minha experiência no passo 1, mas antes quero dizer que sei o que se sente ao ser "a gordinha". Este livro – e sua própria disciplina e motivação – é tudo o que você precisa para criar um plano bem-sucedido. Agora, vamos ao primeiro passo.

1 Inspire-se

Talvez você esteja pensando: "Não aguento mais esses livros de autoajuda que dizem que é muito fácil emagrecer e levar uma vida saudável. Se fosse tão fácil, eu já teria conseguido". Deixe-me esclarecer uma coisa: só é fácil quando superamos o medo de conseguir. Tenho certeza de que o que nos impede de nos comprometer seriamente a mudar não é o medo do fracasso, mas o medo do sucesso. Afinal, teríamos que modificar todos os nossos hábitos, o que nos tiraria da zona de conforto. Nossa vida social poderia mudar. No mínimo, ficaria menos divertida. E, quando estivéssemos mais magras e bonitas, teríamos de nos esforçar para continuar assim... Ou, uma vez mais, nos arriscaríamos a parecer fracassadas. Então, para que mudar as coisas?

A maneira mais fácil de superar esse medo é demonstrar que *realmente* queremos que as coisas sejam diferentes. E isso significa encontrar nossa *inspiração*, aquilo que nos motive a conseguir. Por isso, para mostrar o quanto eu queria mudar, vou contar como foram minha infância e adolescência.

Durante os primeiros anos de escola, eu era a menina mais alta da turma; o menino mais alto depois de mim batia no meu ombro. Não me incomodava ser mais alta que todo mundo, me incomodava ser a mais gorda.

Com o tempo, deixei de ser a mais alta; mas continuei sendo a "mais gorda". Embora raras vezes fizessem piadas com isso, havia atitudes mais sutis que me chateavam. Por exemplo, nas aulas de Educação Física, sempre me escolhiam para fazer parte dos times porque meu tamanho era útil para aniquilar as jogadoras baixinhas. E isso me valeu o apelido afetuoso de "tanque". Quando nos dizem alguma coisa muitas vezes, acabamos acreditando que é verdade. Quando era pequena, nunca me achei graciosa nem feminina; as garotas "tanque" não são assim.

> Achava a imagem muito mais importante que a saúde. Não pensava nos problemas causados pelo excesso de peso.

Já adolescente, a imagem para mim era muito mais importante que a saúde. Não pensava nos problemas que o excesso de peso me causava, embora fossem muitos. Eu me preocupava mais com o que os meus colegas pensavam sobre a minha aparência. Os filmes e todas as revistas diziam que para ser bonita era preciso ser magra. As gordinhas nunca eram a rainha das festas; víamos tudo que rolava, mas não estávamos dentro.

Ficava deprimida ao me ver nas fotos das férias familiares e queria rasgar a maioria delas, pois me achava uma baleia. Nunca vou saber se realmente era tão sem graça quanto imaginava; sobraram poucas fotos daqueles anos para contar a história. Às vezes negava que estava acima do peso, às vezes aceitava, mas não me dispunha a emagrecer (o que significava que não precisava mudar nada).

Meu pai, que conhece os riscos do excesso de peso, sempre insistia para que eu fosse mais ativa e me alimentasse melhor. Minha mãe nunca cozinhava carnes, de modo que eu não tinha que me preocupar com a gordura de filés ou hambúrgueres. Eu incluía alimentos saudáveis na minha dieta, mas me faltava moderação: comia porções enormes. Além disso, como minha mãe nunca comprava porcarias, a tentação de consumi-las fora de casa era insuportável. Ao negar que minha maneira de comer era parte do problema, não precisava mudar meu estilo de vida, embora estivesse louca para ser considerada atraente.

Na adolescência eu frequentava academia e praticava esportes, mas voltava a consumir todas as calorias que queimava, e muitas mais. Na verdade, onde mais sofri as consequências do excesso de peso foi nos esportes. Os treinadores reconheceram minha habilidade e me incluíram no time da escola, mas meu peso limitava minha resistência e causava torções crônicas nos tornozelos e lesões nos joelhos. Passei a maior parte de minha carreira esportiva no banco de reservas.

Também tinha problemas nas aulas: embora minhas notas fossem boas, as porcarias que eu comprava na lanchonete da escola me deixavam cansada e de mau humor, consequentemente, era difícil me concentrar.

Fui criada numa família numerosa e aprendi a chamar atenção e a me fazer ouvir. Tinha sempre um grupo de bons amigos que me apoiavam e me davam segurança, embora eu me sentisse desconfortável por dentro. Por isso, nunca senti a urgência de perder peso. Além disso, meus familiares me davam amor incondicional, o que evitava que eu ficasse deprimida por causa da minha aparência. Salvo pela sugestão frequente dos meus pais para que começasse a comer de forma mais saudável e fizesse mais atividade física, ninguém insistia muito para que eu mudasse. Se ninguém se importava com os meus quilinhos a mais, por que isso ia me importar?

> As porcarias que comprava na lanchonete da escola só aumentavam o cansaço e o mau humor.

Ao começar o último ano do colégio, pensei: "Quem diria! Consegui tudo o que queria e esperava da escola, mesmo sendo gorda". Eu tinha passado em todas as matérias com ótimas notas; feito muitos amigos e namorados. No entanto, quanto mais achava que estava satisfeita com a minha experiência no ambiente escolar, mais me dava conta do quanto eu me apoiava na opinião alheia para me sentir

Soube que era hora de ter um corpo do qual pudesse me orgulhar e que não me limitasse naquilo que era capaz de fazer.

feliz. Mas e *eu?* Eu gostava mesmo de mim? Estava realmente satisfeita com o que via no espelho?

Pouco antes da formatura, todos os alunos do último ano tiveram que tirar uma foto para o álbum de recordações do colégio e escrever algumas palavras de agradecimento para aqueles que nos ajudaram ao longo da vida escolar. Como detestava a minha aparência, só escolhi fotos de quando era pequena: recém-nascida nos braços dos meus pais, numa praia aos 3 anos, fantasiada de princesa aos 4. Tinha vergonha da minha própria imagem; não queria que ninguém se lembrasse de mim daquele jeito.

Precisei dessa indiscutível demonstração de insegurança para explodir a bolha em que vivia há mais de uma década. Percebi que era hora de construir um corpo do qual pudesse me orgulhar e que não me limitasse. Queria entrar em campo e fazer parte do jogo. Finalmente, demonstrei para mim mesma que eu queria mudar.

Mais ou menos nessa mesma época, fiz um trabalho na escola sobre os hábitos alimentares dos adolescentes. Estudei que, como consumidores, financiamos as cadeias de *fast-food* que se tornaram indústrias multimilionárias. Mais do que o crescimento dessas empresas, impressionou-me a influência que os consumidores exercem sobre elas. Por exemplo, a incorporação de saladas nos cardápios das redes é resultado direto da exigência dos clientes. Isso me fez pensar: e se os jovens da minha idade, a quem estão direcionados quase todos os anúncios publicitários, incorporassem hábitos saudáveis e passassem a exigi-los?

Ao procurar dados sobre o tema, notei que a leitura não era nada interessante. Além disso, as informações eram muito difíceis de encontrar. Não queria apenas aprender sobre alimentação, queria também saber como exercitar o corpo de forma adequada e eficiente. Mas nenhuma das fontes pesquisadas satisfazia todas as minhas dúvidas. Decidi então compilar tudo num livro para que qualquer pessoa pudesse ter acesso a essas informações.

Mas eu ainda queria emagrecer. Quando entrei na universidade, compreendi que começava uma etapa completamente nova na minha vida. Conheceria outras pessoas e teria de me adaptar a um ambiente totalmente diferente. Era minha grande oportunidade; se não aproveitasse esse momento para mudar, quando seria? Então, iniciei o processo. E não voltei a olhar para trás.

Não foi uma transição fácil. Houve dias em que a vontade de ficar na cama era muito maior que a de encarar a rotina de exercícios. Nesses momentos, tinha que sacudir a preguiça e me levantar, sabendo que o que fazia estava me tornando mais saudável, e que isso duraria para o resto da vida. O sacrifício da ginástica me fazia pensar duas vezes antes de repetir o sorvete, porque sabia o esforço empregado para queimar as calorias do primeiro.

Criar um estilo de vida equilibrado não significa necessariamente abrir mão de tudo, mas sim tomar consciência. Cada vez que surge a tentação de comer porcarias, é preciso *tomar a decisão* de fazê-lo ou não.

Ao escolher minhas próprias alternativas de alimentação (como frutas em vez de guloseimas, água com gás e sucos em vez de refrigerantes, e até sorvetes à base de água, no lugar das versões cremosas) e ao passar longe de lugares perigosos (como a mesa de salgadinhos nas festas ou a caixa de pizza), consegui terminar o primeiro ano da universidade de forma saudável.

Com a *inspiração*, a *informação* e a *motivação* que precisava, consegui finalmente fazer a *transformação*.

Como primeiro passo em sua própria transformação, escreva as respostas às perguntas da página seguinte. Você pode inclusive fazer cópias e colá-las no seu quarto ou na cozinha, onde sabe que serão vistas com frequência.

Criar um estilo de vida saudável não necessariamente significa abrir mão de tudo, mas tomar consciência.

1. Que provas você tem de que deveria mudar alguma coisa em sua vida? Anote uma ou duas coisas que a deixam insegura, como experimentar uma roupa nova ou usar um biquíni. Se tiver tido algum tipo de "revelação", como a que eu tive ao fazer minha página do álbum do colégio, anote isso também.

2. Como você pode ter certeza de que está pronta para assumir o compromisso de levar uma vida mais saudável? Anote os motivos pelos quais você tomou essa decisão. Eles devem ser diferentes dos que a levaram a tentar em outras ocasiões.

3. Quais foram as situações em que você foi bem-sucedida antes? Talvez a tenham escolhido para o elenco da peça de teatro do colégio ou você tenha tirado uma boa nota naquela prova difícil. Escreva algumas vitórias conquistadas que a deixem orgulhosa.

4. Como você superou os obstáculos que a impediam de alcançar o sucesso? A resposta a esta pergunta é muito importante, porque você pode utilizar essas mesmas técnicas para superar os desafios que surgirem em seu caminho para a saúde.

5. Qual é o seu primeiro objetivo a curto prazo para tornar-se uma pessoa mais saudável? Quando digo "a curto prazo" me refiro a algo que você possa conseguir na próxima semana. Pode ser se acostumar a beber um copo de água antes de cada refeição ou decidir ir à academia três vezes por semana. Escolha um objetivo simples, que possa ser alcançado. Assim, você se sentirá mais segura.

2

Informe-se

A importância que você e sua família dão à comida influencia a sua relação com os alimentos agora e no futuro.

Retrato alimentar da sua família

Responda às seguintes perguntas:

1. **Quantas refeições vocês fazem por dia?**
2. **Com que regularidade?** Costumam comer sempre na mesma hora todos os dias?
3. **Você belisca entre as refeições?** Em caso afirmativo, aproximadamente quantas vezes por dia? Alimentos industrializados ou frescos? (Frutas secas, frutas, verduras e iogurtes são considerados frescos.)
4. **Quantas vezes por dia você come sozinha?** Quantas refeições você faz com toda a família?
5. **Você diria que você e sua família comem rápido ou com calma?** Têm tempo suficiente para isso?
6. **Você costuma comer na frente da televisão, navegando na internet ou falando ao telefone?**

7. Quantas refeições você mesma prepara?

8. Você ajuda a planejar as refeições ou come o que colocam na mesa?

9. Quantas vezes por semana vocês vão a restaurantes ou pedem comida em casa?

10. Prefere as comidas caseiras ou as feitas fora?

11. Em uma escala de 1 a 10, em que 10 é o mais saudável, com que número qualificaria a alimentação de sua família? E a de seus amigos mais próximos?

12. Na mesma escala de 1 a 10, como classificaria sua dieta atual?

13. Você é consciente da necessidade diária de ingerir frutas, verduras, proteínas e gorduras? Em caso afirmativo, em uma escala de 1 a 5 (em que 5 é o máximo), em que medida você supre essa necessidade?

14. Caso tenha respondido "sim" à pergunta nº 13, mencione sua fonte de informação (pais, internet, professor etc.).

15. Qual é o maior obstáculo que você enfrenta para comer de forma saudável?

O que você aprendeu ao responder a estas perguntas? É provável que nunca tenha se dado conta do controle (ou da falta de controle) que tem sobre o que, como e quando come. Se seus pais não forem muito exigentes, talvez você tenha tomado muitas decisões por conta própria nesse aspecto, o que pode ter contribuído para os quilinhos a mais e um estilo de vida pouco saudável. Por outro lado, se seus pais escolhem tudo por você e a impedem de desenvolver sua própria disciplina, é possível que o resultado seja o mesmo.

O importante é reconhecer de que maneira aquilo que você aprendeu em sua casa afeta sua saúde e tomar a decisão de mudar. Por exemplo, se você costuma comer enquanto faz outra coisa – como falar ao telefone ou ver televisão -, lembre-se de que isso a impede de calcular o quanto come e, consequentemente, será mais fácil passar do limite.

Vejamos três coisas fáceis que você pode fazer agora mesmo para mudar seus hábitos alimentares:

1. Beba um copo de água (ou dois) antes de qualquer refeição.
2. Tente não comer quando estiver distraída.
3. Coma pelo menos duas horas antes de dormir. Se comer bem perto da hora de ir para a cama, o sono será menos profundo, pois o processo digestivo não é concluído, e não dá tempo de queimar as calorias ingeridas.

Outros fatores a considerar

Os costumes alimentares daqueles que convivem com você também influenciam na sua saúde. Por exemplo, a dieta padrão dos jovens costuma ser repleta de gorduras e alimentos processados, e é muito pobre em carboidratos complexos e fibras.

Outro fator é o econômico. É verdade que os alimentos processados costumam ser mais baratos que os frescos: as carnes magras, o peixe, as frutas e as verduras são produtos altamente perecíveis e, para que cheguem em boas condições à sua mesa ou ao restaurante, é preciso pagar um preço mais alto.

O que você pode fazer? Comece a ver sua saúde como um investimento: o dinheiro que seria gasto no futuro para solucionar as consequências de maus hábitos provavelmente superaria a diferença de preço que você pagaria hoje. Então, invista em escolhas saudáveis.

Vida sedentária

Por que a obesidade – especialmente a adolescente – está sendo considerada uma "epidemia"? Uma das prováveis causas é o aumento do sedentarismo dos jovens nos últimos anos. Quanto mais tempo ficamos sentados, menos tempo temos para queimar calorias com atividades físicas. Como não engordar?

Pense bem: de quantas maneiras você pode se comunicar com a amiga que mora ao lado de sua casa? Com certeza você pensou no telefone, no e-mail, numa mensagem de texto ou até mesmo em gritar da sua janela. Mas passou pela sua cabeça caminhar até a porta da casa dela? A tecnologia modificou tanto nossa vida que o esforço físico é praticamente dispensável.

As dificuldades que podem aparecer

À medida que crescemos, surgem muitos desafios e pressões que vão nos ensinando a viver a vida adulta. E se não tomarmos cuidado, as dificuldades podem nos levar, entre outras coisas, à dependência da comida.

A pressão número 1 são as notas. De certa forma, as aceitamos como um julgamento de valor sobre a pessoa que somos.

> A necessidade de fazer parte de um grupo é muito forte; muitos jovens têm dificuldade para não fazer o que (aparentemente) todo mundo faz, mesmo sabendo que não é bom.

Infelizmente, a pressão para ir bem nos estudos não é a única que afeta você. A necessidade de fazer parte de um grupo é muito forte; muitos jovens têm dificuldades em não fazer o que (aparentemente) todo mundo faz, mesmo sabendo que não é bom. Mas garanto que você consegue e que não ficará sem amigos por isso.

Por exemplo, uma amiga minha costumava terminar as longas noites de estudo com suas colegas comprando um sorvete para cada uma, de modo que tomavam sorvete pelo menos três vezes por semana. Como aquele costume já tinha virado uma tradição, ficava sem jeito de dizer que não queria mais participar. Ela resolveu a questão comprando um iogurte desnatado em vez de um sorvete; dessa maneira, podia estar com suas amigas e aproveitar a companhia sem tantas calorias a mais. Da primeira vez fizeram gozações, é claro, mas, depois de vários dias, muitas começaram a escolher a opção mais saudável. Não perderam a tradição; simplesmente a adaptaram.

Como se os estudos e a pressão de se encaixar num grupo não fossem suficientes, as lanchonetes das escolas ou próximas a elas, normalmente frequentadas pelos estudantes, oferecem uma enorme variedade de carboidratos processados que engordam. A experiência de comer na companhia de outros exerce uma nova pressão, especialmente para as garotas. Ninguém quer ser a comilona da turma, então, conscientemente ou não, começam a se comparar com as outras colegas, em relação ao que comem e como comem, o que acaba virando uma competição. Além disso, os meios de comunicação impõem a ideia de que o certo é ser supermagra, e, se você não tiver um corpo de modelo, é possível que se sinta frustrada.

A necessidade constante de competir com todos ao seu redor (não só do ponto de vista da magreza, mas também para conseguir um lugar no time de vôlei, para se destacar na aula ou até por um garoto) pode causar muita angústia. Em casos extremos, essas pressões chegam a provocar um transtorno alimentar.

Como reconhecer um transtorno alimentar

Sua autoimagem – ou seja, a percepção que você tem do seu corpo e o modo como transmite essa visão para os outros – afeta diretamente sua saúde física e emocional. Os transtornos alimentares mais comuns são a *anorexia nervosa* e a *bulimia*.

Reduzir ou aumentar drasticamente a quantidade de comida que você ingere pode ser letal. As anoréxicas param de comer para cumprir seu desejo de ser magras e sentem que a única coisa que podem controlar em sua vida é o peso. Recorrem a diversos métodos para emagrecer, mas o resultado é sempre o mesmo: acabam sendo vencidas pela doença. Nunca se veem magras o suficiente e podem continuar fazendo dieta e emagrecendo a tal ponto que, sem ajuda médica, as consequências podem ser fatais.

A bulimia, por outro lado, consiste em consumir grandes quantidades de comida e, em seguida, forçar o vômito para eliminar o que se acaba de comer. As vítimas deste transtorno também querem controlar o peso, mas com frequência a situação foge do controle.

Também pode acontecer, em menor medida, que algumas pessoas que não sofrem de transtornos alimentares tenham uma autoimagem distorcida, o que leva ao desejo de emagrecer. O resultado disso é o aumento ou a diminuição pouco saudável do peso. A expressão "efeito ioiô" descreve um comportamento que alterna entre seguir uma dieta severa e comer normalmente, recuperando em seguida o peso perdido e até mesmo aumentando um pouco mais. Então, o indivíduo volta a perder o peso que recuperou, só para voltar a abandonar a dieta mais tarde e recuperar mais peso ainda. Esse processo também é muito agressivo, tanto física quanto emocionalmente.

Sobre a alimentação emocional

A anorexia, a bulimia e o "efeito ioiô" são formas extremas daquilo que os especialistas chamam de *alimentação emocional*, que é usar a comida para um propósito que não é o fundamental: carregar o corpo de energia. Os anoréxicos a usam para sentir-se importantes num mundo no qual se acham frágeis e impotentes. Os bulímicos tentam controlar a ingestão de comida, fracassam quando têm um ataque de comilança e depois se castigam através da indução ao vômito. Os que são vítimas do "efeito ioiô" sabotam todas as tentativas de emagrecer.

O primeiro passo para erradicar a alimentação emocional é aprender a perceber quando a raiva, a depressão ou mesmo a felicidade (sob o disfarce de uma comemoração, por exemplo) afetam o seu modo de se alimentar. Vejamos como você pode reconhecer quando, na verdade, está com fome de outra coisa:

- **Sente que a comida tem poder sobre você; não consegue evitá-la.**
- **Não para de pensar nela, mesmo imediatamente depois de ter comido.**
- **Cada vez que sente muito estresse, dor ou depressão ou quando acontece alguma coisa muito boa, sua primeira reação é procurar alívio ou comemorar comendo.**

Ao aceitar que a alimentação emocional não consegue resolver de verdade nenhum dos seus problemas – e o que faz é provocar outros –, é possível que da próxima vez que estiver em uma situação difícil sinta menos vontade de se empanturrar. Foi o que aconteceu com Audrey, que lutou contra a bulimia durante seis anos até conseguir finalmente abandonar o hábito que quase a matou.

A história de Audrey

Sempre fui uma menina com sobrepeso. Como meus pais são corpulentos, no início não via nada de errado em ser também uma pessoa gordinha. Mas depois, meus colegas da escola primária me apelidaram de "menina elefante". Disseram que eu não era normal e que não gostavam do meu jeito. Eu sentia muita vergonha da minha aparência e tinha que aguentar gozações todos os dias.

Uma vez, uma colega me convidou para fazer compras e me convenceu a experimentar uma calça que eu sabia que não ficaria bem em mim. Mas fiquei com vergonha de dizer isso e tentei inutilmente me enfiar na calça. Ela se sentiu mais envergonhada que eu e se desculpou sinceramente por ter insistido, mas o estrago já estava feito. Nessa noite, quando cheguei em casa, passei um bom tempo chorando e pensando no quanto eu era gorda, horrível e infeliz. Em seguida, tive uma ideia: podia continuar comendo o quanto quisesse, desde que depois me desfizesse da comida. Fui ao banheiro e provoquei um vômito.

Minha mãe ouviu e veio correndo ver o que estava acontecendo. Ficou chocada ao ver aquela cena. Acompanhou-me até meu quarto, onde tivemos uma longa conversa. Ela disse que eu era "bonita por dentro e por fora" e não precisava "ficar doente para ser como as outras". Consegui convencê-la de que tinha compreendido meu erro, mas a única coisa que pensava enquanto a ouvia era em o que eu poderia fazer para que ela não voltasse a me flagrar.

No início, perdi peso rapidamente. Depois, à medida que meu corpo se adaptou à falta de nutrientes, meu metabolismo ficou mais lento e emagreci mais devagar. Mas as pessoas já não me olhavam como antes nem imitavam um elefante quando eu passava. Como ninguém mais reparava em mim, estava claro que tinha tomado a decisão correta.

Comecei a me sentir mais segura; fiz novas amigas, entrei numa oficina de teatro e comecei a sair com um garoto. Por volta do final do segundo ano da universidade, senti que, finalmente, controlava a minha vida. Até que um dia minhas pernas travaram quando eu estava atravessando uma rua. Eu caí e quase fui atropelada. Levaram-me para um pronto-socorro. Os médicos tentavam entender por que uma jovem desabaria daquele jeito no meio da rua. Finalmente, viram que meu nível de potássio estava muito abaixo do normal. Eu tinha privado o meu corpo de tantos nutrientes que ele estava parando de funcionar, e um sinal disso eram as cãibras musculares. Os médicos reconheceram o baixo nível de potássio como sintoma de um transtorno alimentar e recomendaram que consultasse um psicólogo.

Meu namorado não sabia o que estava acontecendo. Tive que contar tudo. Não suportava a possibilidade de perdê-lo. Ele falou que eu não podia querer que ele me amasse se eu mesma não me amava. Ao ouvi-lo dizer isso, reagi e decidi mudar.

Marquei uma consulta com um psicólogo. Foi muito bom sentir que alguém me ouvia e me entendia. Conversamos sobre como eu me via diante do espelho: gorda, desajeitada e desconfortável, quando na verdade estava muito magra. Começamos a trabalhar com exercícios para desenvolver a segurança, que me ajudaram a recuperar o amor-próprio.

Eu sabia que não queria voltar a ser obesa, mas também não podia continuar com a bulimia, de modo que comecei a comer porções pequenas e saudáveis. Decidi, inclusive, ir à academia duas vezes por semana. Meu sistema digestivo demorou meses para voltar a processar bem a comida. Mas, com a ajuda da família e dos amigos, consegui fugir das garras do transtorno alimentar. Sou consciente de que o processo ainda não terminou, mas tenho confiança que, com apoio contínuo, conseguirei superá-lo.

A história de Audrey demonstra como a necessidade de amor e aceitação a levou a adotar hábitos perigosos. Espero que você nunca experimente a forte dor emocional e física que ela sofreu, mas se você ou alguém que você conhece estiver passando pela mesma situação, é de vital importância que procure a ajuda de um profissional.

ANTÍDOTOS PARA A ALIMENTAÇÃO EMOCIONAL

- Quando sentir vontade de comer para não enfrentar suas emoções, respire fundo cinco vezes para clarear a mente. Depois, pare dez minutos para escrever tudo o que pensa, por que se sente assim e qual seria a solução ideal.
- Converse com os amigos. Ter alguém que ouvisse seus problemas e ajudasse a resolvê-los foi o que levou Audrey à recuperação. Às vezes, a única coisa que precisamos é de um pouco de compreensão.
- Aprenda a distinguir a fome emocional da física participando de alguma atividade que funcione como um apoio externo. Pode ser ginástica, ioga ou uma atividade social como um grupo de estudos.
- Se a vontade de comer continuar, pode ser que você realmente esteja com fome. Beba um copo de água e espere alguns minutos. Se a fome persistir, coma alguma coisa saudável, como um punhado de amêndoas, uma maçã ou um iogurte.

Tomar medidas

Analise seu estado atual em relação às necessidades nutricionais reais do seu corpo e proponha alguns objetivos concretos para os próximos meses ou anos. Como primeiro passo, você pode responder às perguntas deste questionário:

1) Qual é a sua altura?

2) Quanto você pesa?

3) Onde você se localiza na tabela da página seguinte? Os valores baixos e médios refletem com maior precisão qual é o peso adequado para sua estatura e compleição. Outra maneira fácil de determiná-lo sem consultar a tabela é ter em conta que uma mulher de 1,52 m deveria pesar ao redor de 47 quilogramas; adicione 2 quilogramas para cada 2 cm de estatura.

Tabela de peso para mulheres			
Estatura	Compleição pequena	Compleição média	Compleição grande
1,49 m	45-50	49-54	53-59
1,51 m	46-51	50-56	54-60
1,54 m	47-52	51-57	55-62
1,56 m	48-53	52-58	57-63
1,58 m	49-55	53-60	58-65
1,61 m	50-56	55-61	59-67
1,63 m	52-57	56-62	61-69
1,66 m	53-59	58-64	62-71
1,68 m	54-60	59-65	63-72
1,71 m	56-62	60-67	65-74
1,73 m	57-63	62-68	66-76
1,76 m	58-64	63-69	67-77
1,78 m	60-66	64-71	69-78
1,80 m	61-67	66-72	70-80
1,82 m	62-68	67-73	71-81

4) Toma café da manhã?

5) Quantas refeições prontas você come por dia (ou seja, não recém-preparadas)?

6) Quantas porções de fruta, do tamanho de uma maçã, você come por dia?

7) Quantas porções de verdura, do tamanho de um punhado, você come por dia?
8) Quantas porções de proteína (carne, ovos, frutas secas), do tamanho da palma de sua mão, você come por dia?
9) Quantos litros de água você bebe por dia?
10) Quantas horas de exercício você faz por semana?

Compare suas respostas para as perguntas de 4 a 10 com as seguintes respostas "ideais".

4) Sim, tomo café da manhã, embora coma só uma fruta ao sair.
5) 1 ou nenhuma.
6) 3
7) 5
8) 2-3
9) Aproximadamente 2 litros por dia.
10) 3 a 5 horas semanais.

Dependendo da sua resposta à pergunta número 3, pode ser que o processo seja mais fácil ou mais difícil. Como neste livro não recomendo nenhuma dieta rigorosa para emagrecer, você pode perder entre 500 gramas e um quilo por semana, até que seu corpo chegue a um peso equilibrado e consiga queimar as calorias que consome diariamente sem continuar emagrecendo. De qualquer forma, cada pessoa tem um metabolismo. Se você emagrece mais lentamente, mas está fazendo tudo certo, cedo ou tarde chegará à sua meta!

Para verificar se você está consumindo a quantidade adequada de calorias para alcançar esse equilíbrio, é útil calcular a *Taxa Metabólica Basal*, que é o número (obtido a partir de parâmetros como idade, peso e altura) que indica a quantidade de calorias que você queima diariamente sem fazer nada. Seu corpo utiliza quase 75% das calorias que você ingere num dia só para mantê-lo vivo e realizar as funções básicas como respirar, produzir novos glóbulos vermelhos e brancos, tonificar seus músculos, bombear o sangue para todo o corpo, pensar, elevar ou reduzir a temperatura.

Qualquer atividade física que você faça também requer combustível em forma de calorias. Mas, se você ingerir mais do que seu metabolismo precisa diariamente, engordará. Por exemplo, se consumir 500 calorias a mais do que seu corpo necessita por dia, aumentará meio quilo por semana.

A fórmula que os médicos e nutricionistas usam para determinar a Taxa Metabólica Basal foi desenvolvida por volta de 1919, mas continua sendo um bom indicador de quantas calorias você precisa por dia. De qualquer maneira, tenha em mente que esses cálculos por si só não bastam para definir suas necessidades calóricas. Há muitos outros fatores a considerar, por exemplo, sua herança genética. Não se guie apenas por uma fórmula matemática! É fundamental consultar um médico ou nutricionista para interpretar os números de sua Taxa Metabólica Basal juntamente com as características particulares do seu corpo e seu estado de saúde.

3

Mãos à obra

Fundamentos da alimentação saudável

Você gostaria de poder comer tudo o que quisesse e mesmo assim perder peso e ficar linda? Sem contar calorias, sem milhões de regras que proíbam comer qualquer coisa além de frutas cítricas. Parece incrível, não?

O sistema sobre o qual falaremos neste capítulo é um plano para a vida inteira, não uma dieta milagrosa, com efeitos prejudiciais no futuro. Seu lema é: *comer não deve ser uma tortura*. Afinal, bons hábitos alimentares são uma grande fonte de energia, clareza mental e jovialidade, além de ajudar na prevenção de doenças relacionadas à má nutrição.

A simples menção da palavra "dieta" provoca estresse, aumenta a ansiedade e a insegurança. Isso é resultado das dietas típicas, cheias de restrições. O problema é que, a longo prazo, regimes extremos podem fazê-la engordar. Como isso é possível? Continue lendo e ficará sabendo.

Como a dieta sem carboidratos faz engordar

Seu corpo precisa de três grupos de macronutrientes: carboidratos, proteínas e gorduras. (As vitaminas, os minerais, os ácidos graxos essenciais e os aminoácidos são *micronutrientes* que seu corpo não consegue produzir e que obtém por meio da comida. Falaremos sobre eles mais adiante.)

Os **carboidratos** provêm dos alimentos que contêm açúcar, amido ou fibra, como o açúcar refinado, os cereais, as frutas e as verduras. Como armazenam energia, servem de combustível para o corpo. Se essa energia não for consumida, seu corpo a conserva em forma de gordura. Por isso, se ingerir muitos carboidratos e não fizer exercício suficiente, engordará.

As **proteínas** constituem os "tijolos" dos músculos, que por sua vez queimam gorduras. Cada meio quilo de músculo magro queima o equivalente a 50 calorias por dia sem que você precise mover um dedo. Se perder musculatura por não ingerir proteína suficiente, seu corpo começa a consumir menos calorias diárias e, consequentemente, você pode engordar.

Quando você limita de forma drástica ou deixa de ingerir um desses grupos de macronutrientes, seu corpo se vê obrigado a adaptar a origem e o uso da energia.

Por exemplo, as dietas baixas em carboidratos, como a famosa Dieta do Dr. Atkins, podem ajudá-la a emagrecer no início. Cada vez que você come carboidratos, seu sistema digestivo os decompõe em açúcares mais simples, ou *glicose*; esta circula pela corrente sanguínea e é enviada a todas as células do corpo, onde é imediatamente usada ou armazenada nos músculos e no fígado, em forma de uma substância chamada *glicogênio*. Quando toda a glicose do sangue acaba, o corpo começa a utilizar o glicogênio. Mas quando essa reserva acaba, é preciso ingerir mais carboidratos para repor os seus níveis ideais.

Além disso, junto com cada molécula de glicogênio, que seus músculos liberam, também são liberadas três moléculas de água. A perda das reservas de glicogênio e água faz com que haja perda muscular, ou seja, embora nas primeiras semanas possa parecer que você está emagrecendo muito, na verdade, o que você está perdendo é musculatura, não gordura.

Isso sem falar da depressão e da fadiga causadas pela não ingestão de carboidratos. Uma vez que são eles o principal combustível do cérebro, interromper por completo sua ingestão pode deixá-la lenta e cansada...

Principais tipos de nutrientes

Se estiver disposta a tomar as rédeas de sua alimentação, é preciso entender a função dos diferentes alimentos no seu corpo. Recebi ajuda de vários médicos e nutricionistas para elaborar estes breves resumos sobre os principais tipos de nutrientes.

Carboidratos simples e complexos

A maioria dos doces de confeitaria, esses que já vêm preparados, são carboidratos *simples*, formados quase inteiramente por açúcar e farinha processados e refinados. São chamados de "simples" pela facilidade com que o corpo consegue extrair os açúcares que eles contêm.

Um grão *integral* (de trigo, por exemplo) é aquele que se conserva inteiro: sua dura casca externa e a semente não foram removidas. Quando as máquinas processam os grãos, retiram essa casca, e por isso é mais fácil para o corpo chegar aos açúcares que estão dentro. Todos os alimentos compostos principalmente por grãos (milho, trigo ou arroz) processados chegam a você meio digeridos, e, ao comê-los, não são incorporadas as fibras naturais armazenadas na casquinha. E você precisa dessas substâncias para conservar sua energia, saúde e equilíbrio do organismo (as fibras regulam o trânsito intestinal). Além disso, elas produzem uma maior sensação de saciedade com menor quantidade de comida.

Por outro lado, assim que você engole o primeiro pedaço de um docinho, ocorre um aumento repentino do nível de açúcar no sangue.

Isso gera um aumento instantâneo de energia. Mas seu corpo o compensa rapidamente produzindo *insulina* (o hormônio que regula o açúcar no sangue), de maneira que diminui o nível de açúcar, e o excesso fica armazenado sob a forma de gordura; assim, você fica ansiosa para ingerir mais açúcar para recuperar essa energia. O círculo vicioso continua porque os carboidratos simples não saciam por muito tempo. O resultado é aquele cansaço, aquela preguiça.

Já os alimentos pouco processados, como a aveia, os cereais integrais ou o pão de trigo integral, e as barras de cereais são conhecidos como carboidratos *complexos*. Prefira sempre produtos integrais, nos quais podem ser vistos os grãos e sementes inteiros. É muito mais difícil para o seu corpo obter açúcar destes alimentos porque primeiro ele precisa decompor as fibras que os envolvem. Como esse processo requer mais tempo e energia, a sensação de saciedade dura mais e você não volta a sentir tanta fome como quando come carboidratos simples. Além disso, como o corpo está extraindo açúcares pouco a pouco, o nível de açúcar no sangue não sofre grandes variações e você não sente aquela vontade louca de comer alguma coisa. No final deste capítulo, você encontrará uma lista com outros exemplos de carboidratos simples e complexos.

As melhores frutas e verduras

Qualquer fruta ou verdura é uma excelente opção como lanche ou refeição rápida. Elas são fonte de minerais e vitaminas e, além disso, melhoram sua aparência graças aos *aminoácidos*, que fazem com que sua pele fique radiante.

As frutas são consideradas carboidratos complexos, como vimos na seção anterior. São também ótimas fontes de fibra.

Nesta categoria de alimentos há tantas opções que é impossível não acertar. É claro que o melhor é optar por frutas e verduras frescas, não processadas, pois as secas, por exemplo, contêm muito açúcar concentrado. As verduras assadas, grelhadas ou ligeiramente refogadas são uma boa opção, caso não queira comê-las cruas. Lembre-se de que as verduras de folhas verde-escuras (espinafre, repolho e couve), as crucíferas (brócolis, couve-flor) ou as trepadeiras (ervilhas, grãos) têm pouco açúcar e são ricas em vitaminas e minerais. Os tubérculos (batatas, cenouras) contêm um pouco mais de açúcar. No caso das frutas, você pode se guiar por suas papilas gustativas. As de sabor mais doce provavelmente serão mais engordativas. Mas nem mesmo estas últimas se comparam a uma bala ou guloseima. Ou seja, não se preocupe se um dia comer algumas uvas a mais.

Uma advertência: um copo de suco de frutas industrializado, especialmente os concentrados ou que contêm aromatizantes artificiais, tem quase tanto açúcar quanto uma lata de refrigerante, e costuma conter pouco suco natural. Prefira água e sucos 100% naturais.

Em geral, quando precisar comer alguma coisa entre as refeições, o mais conveniente é escolher frutas ou verduras. Você pode saborear um pêssego ou uma pera, ou mesmo pedaços de cenoura, aipo ou pimentão. Eu adoro comer rabanetes com um pouco de sal ou fatias de maçã. A porção não deve ultrapassar 150 calorias.

Os produtos lácteos de que seu corpo precisa

Os produtos lácteos magros, como os desnatados ou semidesnatados, oferecem grandes benefícios ao nosso organismo. O leite – juntamente com outros derivados como o iogurte e o queijo – é uma boa fonte de vitamina D, cálcio e outros nutrientes que fortalecem os ossos (a vitamina D também pode ser obtida com a exposição ao sol, embora o leite ofereça os mesmos benefícios sem riscos para a pele).

Estudos recentes demonstraram que pessoas que consomem alimentos ricos em cálcio perdem peso mais rápido (especialmente na área do abdome) e têm maiores possibilidades de não recuperá-lo que as que não consomem lácteos o suficiente. Vale lembrar que o simples fato de trocar o leite integral pelo semidesnatado ou desnatado diminui bastante a quantidade de gordura consumida, sem reduzir os benefícios do leite. O mesmo acontece com a maioria dos iogurtes e outros produtos derivados.

Mas há uma exceção a esta regra: a manteiga. Quando as pessoas estão tentando limitar seu consumo de gorduras, frequentemente a trocam por margarina. Não é uma boa escolha, porque esta contém gorduras hidrogenadas, que aderem às paredes das artérias – especialmente as próximas do coração –, o que pode provocar problemas cardíacos no futuro. É preferível eliminar a manteiga ou comê-la com moderação; não a substitua por nenhuma gordura artificial, pois pode ser ainda mais nocivo à sua saúde.

A falta de cálcio e vitamina D pode retardar o crescimento e debilitar os ossos. Estas substâncias são muito importantes e devem ser consumidas principalmente pelos adolescentes, dado que boa parte das calorias que consomem vem dos refrigerantes, e o gás dessas bebidas enfraquece o cálcio dos ossos. Assim, surge o risco desnecessário de *osteoporose*, ou seja, perda de massa óssea (acredite, não é bom que os ossos emagreçam). Certamente você não estará achando mais tão refrescante aquela lata de refrigerante, não é mesmo?

Alimento para os músculos, com moderação: as proteínas

É claro que faz bem ingerir proteínas. Elas mantêm os músculos fortes e o metabolismo basal alto. Também são combustível para o cérebro.

No entanto, o excesso de proteína pode ser prejudicial, pois ela se decompõe no fígado formando amônia, uma substância química extremamente tóxica. Em seguida, o fígado a transforma em ureia precursora da urina, que é eliminada pelos rins. Quando as calorias obtidas das proteínas superam 15% do total ingerido, o fígado e os rins tendem a ficar muito sobrecarregados e aumentar de tamanho, o que pode provocar, entre outros transtornos, uma perda significativa de cálcio, que passa dos ossos à urina.

Em média, uma pessoa só deveria ingerir três porções pequenas (do tamanho da palma da mão, de 1,5 cm de espessura) de proteínas por dia. Além disso, deve-se ficar atento à origem delas. As que se encontram na carne têm substâncias que contribuem para a perda de cálcio, enquanto as vegetais não trazem esse problema. Desse modo, é preferível comer feijões ou grãos em vez de carne vermelha. Outra opção é o peito de frango ou peru, que tem aproximadamente o mesmo nível de proteínas da carne vermelha, mas bem menos gordura.

Boas fontes de proteínas são as carnes magras, o peixe, as aves e os ovos, além dos grãos (lentilhas, feijões etc.) e alguns legumes. Procure ingerir proteínas em cada refeição, mas lembre-se de que você não deve comer carne mais de uma vez ao dia, o melhor é optar por vegetais ou ovos. Alguns exemplos: cenouras (10% de proteínas), uma fatia de queijo *cheddar* desnatado (25%) ou uma fatia de pão integral (16%).

A verdade sobre as gorduras boas (elas existem!)

Embora pareça surpreendente, algumas gorduras não só são benéficas como são essenciais para o funcionamento adequado do cérebro, o bom movimento das articulações, para ter cabelos brilhantes, pele viçosa e unhas sadias... além de deixarem os pratos mais gostosos, pois realçam o sabor.

As gorduras são classificadas em duas categorias: saturadas e insaturadas. As primeiras apresentam estado sólido à temperatura ambiente e são encontradas em tecidos animais; as insaturadas são líquidas à temperatura ambiente e se encontram nas plantas (estão presentes nos óleos e azeites vegetais, como o de oliva).

Seu corpo também pode fabricar a própria gordura a partir dos carboidratos consumidos, de acordo com a necessidade do organismo. As únicas que ele não consegue produzir, e precisa obter da comida, são os chamados ácidos graxos essenciais (AGE) ou gorduras ômega, mais conhecidos como ômega 3 e ômega 6. Os ômega 3 são os melhores para manter a massa muscular magra e evitar a gordura abdominal. Eles podem ser encontrados nos derivados de linhaça e nos peixes gordurosos de água fria, como o salmão e o bacalhau. Devem ser consumidos na mesma proporção que os ômega 6, presentes em óleos vegetais, como os de soja e girassol. O equilíbrio entre essas duas gorduras é fundamental, já que estamos mais acostumados a ingerir o ômega 6, que pode, em excesso, resultar em retenção de água e aumento de peso. Reduza, portanto, a ingestão de óleos vegetais (que são usados na maioria dos alimentos processados e industrializados) e inclua em sua dieta o azeite de oliva ou o óleo de linhaça (boas fontes de ômega 3).

Ingerir uma quantidade razoável de gorduras boas ajuda seu corpo a liberar a gordura armazenada para queimá-la como energia. Também acelera o metabolismo, o que aumenta a quantidade de calorias que você queima diariamente.

Lembre-se: se quiser perder peso, não exagere com nenhum tipo de gordura, mas não as suprima totalmente; as boas devem continuar presentes na sua dieta.

As fibras saciam o apetite e emagrecem

Embora as fibras não constituam um grupo próprio de alimentos, são nutrientes importantes para que o sistema digestivo funcione normalmente. Ajudam a saciar o apetite por mais tempo, porque incham em contato com a água. Quando passam pelo intestino, limpam suavemente seu interior, impedindo a formação de impurezas e a retenção de resíduos.

Mulheres jovens devem ingerir 25 gramas de fibra por dia. É fácil incluir essa quantidade em sua dieta por meio de cinco porções de frutas e verduras cruas e uma tigela de cereais com alto conteúdo de fibras (como farelo de trigo ou granola com passas) todos os dias. O arroz integral e o pão de grãos inteiros também são boas alternativas.

O tamanho importa sim: as porções

Muito bem, quanto você deveria comer por dia de cada uma dessas categorias de alimentos?

- O ideal é controlar o consumo de **carboidratos simples**.
- A quantidade de **carboidratos complexos** é variável; uma porção pequena (que caiba na palma da mão) em cada refeição é suficiente.

• Deve-se comer de **cinco a oito porções de frutas e/ou verduras,** do tamanho de uma bola de tênis, **todos os dias**.

• Quanto aos **produtos lácteos**, consuma **duas porções diárias**. Oriente-se pelo que está indicado na embalagem do produto: em geral, um pedaço de 30 gramas de queijo corresponde em média ao tamanho de uma bola de pingue-pongue.

• O consumo de **carnes vermelhas** deve ser mínimo, já que mesmo os cortes magros contêm gordura. Tente ingerir apenas **duas porções (aproximadamente dois punhados) por semana**. Se quiser, pode substituí-las por outras proteínas magras (queijo, legumes etc.).

• Se, além disso, adicionar um punhado de nozes várias vezes por semana e um pouco de azeite de oliva na salada, já terá gordura suficiente. Não esqueça que elas já estão sendo consumidas nos produtos lácteos desnatados, ovos, óleos de cozinha e outros componentes presentes nos alimentos. Use a lista a seguir como guia rápido:

GUIA DE PORÇÕES

• 3 porções de carboidratos complexos por dia (1 porção = ao tamanho da palma da sua mão)

• 5-8 porções de frutas ou verduras por dia (1 porção = 1 punhado)

• 2 porções de produtos lácteos por dia (1 porção de queijo = ao tamanho de uma bola de pingue-pongue; iogurte ou leite: normalmente, 1 xícara)

• 3 porções de proteínas por dia (1 porção = ao tamanho da palma da sua mão)

• 2 porções de carnes vermelhas POR SEMANA (1 porção = ao tamanho da palma da sua mão)

• 2 porções de gorduras boas por dia (ver a embalagem, em geral, uma colherzinha)

E não é preciso contar calorias?

Como você verá, não insisto em quantas calorias você deveria consumir por dia, porque essa quantidade varia muito de uma pessoa para outra, de acordo com cada metabolismo e com a quantidade de exercício praticado diariamente. As porções recomendadas que aparecem na lista são indicadas para uma mulher de 1,67 metro, que pese 57 quilos. Se forem muito grandes ou muito pequenas para o seu biótipo, adapte-as. Siga apenas este princípio básico: se precisar de mais calorias, procure as que provenham de carboidratos complexos e proteínas, não de gorduras. Se necessitar menos, elimine uma porção de carboidratos complexos e/ou de gorduras ou produtos lácteos. Além disso, não se esqueça de que, se você é atleta ou gasta muita energia todos os dias fazendo exercícios muito vigorosos, precisará aumentar a ingestão de calorias.

Refeições rápidas

Quem disse que todos os alimentos semipreparados são uma "porcaria"? A seguir, você verá uma lista de refeições rápidas que não provocarão uma queda de açúcar uma hora depois.

CARBOIDRATOS COMPLEXOS

- **Cereais cozidos** (devem conter pelo menos 3 gramas de fibra por porção). *Devem ser consumidos sozinhos ou com pouca quantidade de leite e/ou açúcar.*

  Aveia instantânea em flocos, sem sabor e sem açúcar.
  Farinha de cereais, cozida.
  Farelo de cereais de aveia, cozido.

- **Cereais crus** (Todos eles devem ser comidos secos ou com leite desnatado ou semidesnatado. Tente evitar os cereais açucarados.)

  Barras de cereais de grãos integrais, com menos de 150 calorias
  Cereais de grãos integrais
  Flocos de aveia enriquecidos
  Flocos de farelo de cereais de 40%
  Granola, pobre em gorduras e açúcar
  Farelo de 100%
  Farelo com passas
  Trigo moído, não açucarado

- **Alimentos assados**

  Pãezinhos multicereais
  Pãezinhos de farelo de cereais de aveia
  Bolachas de trigo integral, pobres em gordura
  Pães: - de trigo moído
  - integrais de grãos inteiros
  - de centeio

AS MELHORES FRUTAS

- Abacaxi
- Banana*
- Acerola
- Ameixa
- Damasco
- Pêssego*
- Goiaba
- Morango
- Figo
- Kiwi
- Lima
- Limão
- Tangerina
- Manga
- Maçã
- Melão
- Amora
- Laranja
- Mamão*
- Pera
- Melancia*
- Uva

** Estas frutas contêm mais açúcar que as demais e devem ser consumidas com moderação. Lembre-se de comer todas as frutas cruas, sempre que possível.*

Abandone-os, ou se prepare para engordar

Há uma categoria de alimentos que, consumidos regularmente, farão você se sentir cansada, faminta e gorda. Quando estiver a ponto de consumi-los, pense melhor.

- Bebidas alcoólicas (cerveja, vinho, licores)
- Queijo não desnatado
- Suco de frutas concentrado
- Frituras de qualquer tipo
- Carne, cortes gordurosos
- Carboidratos simples:
  - Arroz branco
  - Refrigerantes doces
  - Bolachas
  - Brownies ou outros produtos de confeitaria
  - Biscoitos
  - Pão branco
  - Bolos
  - Pretzels, não integrais
  - Rosquinhas

Os quatro princípios da alimentação saudável

Minhas amigas e eu fizemos uma lista de quatro segredos para controlar o peso. Estes pequenos truques, que acabam virando um hábito quando os colocamos em prática por algum tempo, nos tornaram mais conscientes daquilo que comíamos e em que momento o fazíamos e, por isso, mais saudáveis.

1. SEMPRE TOME CAFÉ DA MANHÃ. Isso garante que você não sinta tanta fome na hora do almoço, além de proporcionar energia para poder estudar bem.

2. BEBA PELO MENOS DOIS LITROS DE ÁGUA TODOS OS DIAS, ESPECIALMENTE UM COPO ANTES DE CADA REFEIÇÃO. Parece muito, mas beber a quantidade suficiente de água mantém sua pele limpa e fresca, elimina as toxinas do corpo, ajuda a ter uma boa digestão, dentes saudáveis e diminui o apetite. Além disso, se você beber água antes de dormir, consegue prevenir o inchaço sob os olhos, causado pelo excesso de sal no corpo, que a água elimina.

3. CONTE ATÉ SUA IDADE ANTES DE "DRIBLAR A DIETA". Sempre que perceber que não vai resistir à "tentação", pare um momento e conte até a sua idade. Muitas vezes é apenas um impulso e você não se dá tempo para pensar se realmente quer comer ou não. Se depois de contar ainda quiser comer, terá tomado uma decisão consciente; não será um simples impulso.

4. EVITE COMER NAS DUAS HORAS ANTES DE IR DORMIR. Como já dissemos, comer logo antes de dormir é um problema por duas razões: a primeira é que o corpo não consegue queimar essas calorias até a hora de ir para a cama e, consequentemente, elas são absorvidas pelo sangue e transportadas pelo corpo, onde serão armazenadas sob a forma de gordura. O segundo problema é que, mesmo que você consiga dormir, o processo digestivo realizado pelo estômago vai exigir que o cérebro se mantenha parcialmente acordado, fazendo com que seu sono seja muito menos profundo e reparador.

Tome as rédeas

Onde e como comer de forma responsável

4

Tempo e dinheiro: tudo é questão de planejamento

Para criar uma dieta saudável, é essencial saber em que momentos você vai comer e quanto dinheiro tem para fazer isso.

Tempo

Já está claro que o primeiro passo é determinar seus horários de atividades. Quando tiver determinado quanto tempo tem para comer, poderá se planejar e escolher uma opção rápida e saudável. "Não tenho tempo" é uma péssima desculpa para não tomar café da manhã. Se você não abre mão daqueles minutinhos a mais na cama antes de levantar, e isso toma o tempo do café da manhã, guarde uma maçã na bolsa na noite anterior ou escolha alimentos que possa levar facilmente aonde vá, como um iogurte com cereais.

Além disso, conhecer seus horários ajudará a planejar lanchinhos para comer entre as refeições, mesmo que seja um punhado de nozes, a cada duas ou quatro horas. Assim você não ficará faminta antes do almoço ou do jantar e será menos provável que se exceda.

Dinheiro

Sair para comer em um restaurante ou lanchonete é uma atividade social, um descanso, uma oportunidade de conhecer um lugar legal. É muito importante calcular no orçamento uma balada ocasional com as amigas ou um almoço para comemorar o aniversário de um amigo.

Esse controle financeiro é ainda mais importante quando você está tentando comer bem, pois as opções saudáveis costumam ser mais caras que as comidas fritas e gordurosas. É claro que você também pode escolher comidas saudáveis com um orçamento limitado. Por exemplo, em vez de torrar o dinheiro com refrigerante, pipoca e guloseimas quando vai ao cinema, pode gastar muito menos comprando uma garrafa de água e uma maçã antes de ir. Perfeito!

Agora, procuremos algo saudável para comer!

Nos restaurantes ou lanchonetes

Todo mundo gosta de sair para comer. Até que chega o momento de pedir e você está indecisa entre o seu prato de massa favorito ou um peixe grelhado. E, para piorar as coisas, adivinhe qual é o mais caro? A batalha começa na sua cabeça: é uma decisão fácil, não é? Nem sempre...

Quando comer fora de casa (em um restaurante ou lanchonete), você provavelmente vai encontrar pratos processados altamente calóricos. A tentação de comê-los aumenta quando você vê todo mundo se deliciando com a comida. A chave para evitar um aumento de peso considerável é aprender a se moderar. Lembre-se de que o equilíbrio é fundamental. Os especialistas concordam que o mais importante é distribuir a ingestão de calorias ao longo de vários dias, e não concentrar muitas em uma só refeição.

Lembre-se de que, se você exagerar frequentemente, estará sabotando seus esforços para conquistar uma vida com mais saúde e a redução do peso.

Seus amigos:

- Frutas e verduras frescas
- Cereais e pães integrais
- Leite e queijo desnatados
- Ovos (não fritos)
- Qualquer carne ou verdura grelhados, assados, na chapa ou refogados
- Água com gás com um pouco de suco de frutas
- Carboidratos complexos
- Saladas com pouco azeite de oliva e limão ou vinagre

Seus inimigos:

- Frutas em compota ou geleia (que têm toneladas de açúcar)
- Refrigerantes e sucos com alto conteúdo de açúcar
- Leite e queijo integrais
- Todas as frituras
- Molhos cremosos e com queijo
- Produtos com muito açúcar e gordura (sorvetes, *brownies*, bolos)
- Carboidratos simples (arroz branco, bolachas, pães não-integrais)
- Alimentos altamente processados (batatas fritas, doces etc.)
- Saladas com molhos cremosos

DICAS

- Se você não consegue evitar as massas, escolha as feitas com farinha integral. Se não houver no cardápio, opte pelas comuns, mas com molho leve de tomates.
- Coma uma fruta antes de sair para jantar. Isso vai diminuir um pouco a fome e será menos provável que você coma em excesso.

Em casa ou com amigos

Quando estiver em casa ou em uma reunião com amigos, vai ter de ser mais criativa para se manter fiel à sua dieta saudável. Não vai conseguir evitar as porcarias o tempo todo; mas precisará encontrar maneiras inovadoras de equilibrar a "gula" com as reais necessidades do seu corpo.

Seus amigos:

- Frutas frescas
- Frutas secas
- Verduras (as cenouras são muito práticas, perfeitas para quando bate aquela fominha)
- Água com gás com um pouco de suco de frutas
- Alimentos diet ou light

A propósito, cuidado com estes últimos: provavelmente não são tão inofensivos para a saúde. Os fabricantes precisam adicionar substâncias para substituir o açúcar, como compostos artificiais que o seu corpo não consegue digerir e provocam doenças. Por exemplo, o aspartame, adoçante comum nos refrigerantes dietéticos, foi relacionado ao mal de Alzheimer. Quando precisar adoçar uma bebida, uma dica é usar açúcar comum, mas dissolvê-lo primeiro em água morna. Isso exigirá menos quantidade para obter a doçura desejada.

Seus inimigos:

- Alimentos altamente processados (batatas fritas, balas etc.)
- Alimentos e bebidas com açúcar
- Cereais açucarados
- Qualquer coisa feita principalmente com farinha branca (pães, bolachas, bolos)

DICAS

- Nunca peça a ninguém para trazer comida. Não deixe que outros façam todo o exercício. Se estiver com vontade de comer alguma coisa, levante-se e procure você mesma. Você se surpreenderá ao ver quantas vezes a preguiça nos leva a comer algo que na verdade não queremos nem precisamos.
- Se tiver à mão um liquidificador, prepare uma vitamina de frutas, iogurte desnatado e mel. É excelente como lanche ou refeição rápida e contribui com fibras, cálcio, vitamina D e enzimas... tudo numa mistura doce e deliciosa. Minha receita preferida é bater uma xícara de iogurte desnatado natural ou semidesnatado – mais ou menos doce, de acordo com seu gosto – com uma banana, 10 morangos, um envelope de adoçante e 2 punhados de gelo picado.

As redes de *fast-food*

Esses lugares são campos minados em potencial para quem deseja comer sem agredir a saúde. Só recentemente foram incorporadas opções mais saudáveis nos cardápios de suas redes, e mesmo estas estão muito distantes do ideal. Se cair num lugar desses com os amigos, esteja preparada. É um momento crucial para lembrar que escolher porções menores pode fazer uma grande diferença. O mesmo se aplica às lojas de guloseimas, que podem ser seu pior inimigo.

Em todo caso, você não deve entrar em nenhum estabelecimento de *fast-food* sem tomar precauções e sem a firme determinação de evitar certos produtos.

Seus amigos:

- Proteínas, preferivelmente magras (peito de frango/peru ou peixe, não fritos)
- Porções pequenas
- Saladas (em alguns lugares é possível até escolher molhos dietéticos)
- Iogurtes (em vez de sorvete, torta de maçã ou outros doces)
- Sanduíches de pão integral (sem toneladas de maionese; ou, se puder, escolha a light)
- Salada de frutas
- Frutas secas
- Água ou bebidas isotônicas em vez de refrigerantes

Seus inimigos:

- Todas as frituras
- Todos os alimentos com produtos lácteos integrais (hambúrguer com queijo, batatas fritas com queijo, sorvete, sopa cremosa)
- Refrigerantes e bebidas açucaradas
- Caldas que contenham açúcar

DICAS

- Cuidado com os temperos prontos; costumam ter alto teor de açúcar e calorias. Escolha só azeite (com moderação) e vinagre.
- Sempre que possível, use ketchup em vez de outros molhos; tem pouco ou nada de gordura e menos açúcar.
- Não coma frituras; isso inclui os croutons da salada.
- Escolha alimentos grelhados.
- Tente comer verduras e proteínas sempre que for possível.
- Peça produtos lácteos desnatados ou semidesnatados.

- Se não houver outro jeito e tiver que comer em um fast-food, escolha uma salada. Se não houver, peça a carne mais magra que encontrar (aves sem pele ou peixe, de preferência) ou um hambúrguer vegetariano. Se não quiser nenhuma dessas coisas, peça um hambúrguer sem queijo nem molho especial. E, por último, se não conseguir evitar essas guarnições, escolha a menor que houver. Não esqueça que um hambúrguer de 110 gramas (sem pão, maionese nem molho especial) contém 360 calorias.

Agora você sabe o que, quando e onde comer. Essa foi a parte fácil. Prepare-se para o próximo passo: as cinco zonas de perigo.

5

Prepare-se

As cinco zonas de PERIGO e como sobreviver a elas

É muito difícil resistir àquele saco quentinho de pipoca quando você está estudando à noite. Uma coisa é decidir comer algo porque você quer; outra é comer só porque está entediada, ou simplesmente porque "todo mundo está comendo". Quando perceber que está comendo sem ter fome e sem saborear o que tem na boca, você entrou numa zona de risco.

Como muitas dietas prescrevem regras muito rígidas, pode ser desastroso sair delas, ainda que só um pouquinho.

Por exemplo, digamos que Julia está tentando melhorar sua alimentação, mas, de repente, se vê diante de um pacote de biscoitos de chocolate. Não é que ela seja gulosa, mas raciocina que, se é para passar vontade com um único biscoito, melhor matar a vontade comendo quatro ou cinco, porque depois dessa oportunidade não vai poder comê-los outra vez. Provavelmente, Julia ficou satisfeita com o primeiro biscoito. No entanto, o "castigo" que se impôs de comer mais cinco eleva sua ingestão de calorias. E, o que é pior, o excesso não a impedirá de comer outro biscoito (ou cinco) na próxima vez que se deparar com outro pacote.

Em compensação, quando oferecem o mesmo prato a Carol, ela se permite comer um biscoito saboreando-o ao máximo. Mas entende que, depois deste, todos os outros terão o mesmo gosto, e para de comer enquanto está em tempo. Carol escolhe não se sentir culpada por comer um alimento especial; está satisfeita com um biscoito. Ao comer com moderação, não precisa se preocupar se der vontade na semana seguinte.

Portanto, se alguma vez você decidir sair da dieta, tem que valer a pena. Escolha cuidadosamente. Uma fatia daquele bolo delicioso no aniversário da sua melhor amiga provavelmente vale a pena; os pãezinhos de ontem (com manteiga para disfarçar que estão adormecidos), não. Essa liberdade deveria tornar menos atraente a perspectiva de comer alimentos pouco saudáveis. Mas, se escolher comê-los, faça-o lentamente e saboreie-os; não, engula pensando em comer outra porção logo depois. Se perceber que, mesmo após saborear o primeiro pedaço, você ainda se sente tentada a comer outro, conte até sua idade como vimos no passo 3. Se não funcionar, simplesmente se afaste da tentação; sair de perto daquele prato tão tentador pode ser suficiente para impedir uma decisão da qual se arrependerá.

ZONA DE PERIGO Nº 1: Cumprir com suas responsabilidades. Estudar para as provas

Você estuda para enriquecer a mente e ampliar seus conhecimentos, logo, as aulas são sua prioridade, e o mais provável é que você tenha de se preparar para várias provas, o que é estressante. Se você for como eu, talvez espere até o último momento e faça a maior parte do trabalho em cima do prazo, em longas sessões que se estendem até a madrugada (aliás, não recomendo isso!). Você não pode dormir, por isso tem que ter à mão alguma coisa para se manter acordada. Mas o que você pode comer às duas da manhã, quando tudo está fechado? Se não estiver preparada para essas situações, pode cair na tentação de escolher carboidratos simples.

Estudar para provas e fazer trabalhos são uma zona de risco porque:

1. Você passa muito tempo sentada e fica inquieta.

2. Você está sob pressão e pode tomar decisões apressadas sobre o que comer.

3. Você não tem tempo para procurar comida saudável.

4. Você vai querer alimentos e bebidas que a deixem acordada.

Aqui vão algumas dicas que a ajudarão a evitar um desastre:

1. Prepare-se para uma longa noite de estudos tendo à mão os seguintes lanchinhos:

Cenouras pequenas
Amêndoas
1 laranja
1 maçã
1 pera
1 pacote de soja salgada e torrada

Todos esses produtos são baratos e fáceis de conseguir, e a ajudarão a não recorrer a outras opções menos saudáveis. As cenouras são uma boa pedida porque satisfazem o desejo de mastigar. A laranja é perfeita para você se distrair do estudo, já que precisa ser descascada e cortada antes de consumir. Além disso, é ótima fonte de vitamina C, o que mantém o pique. A maçã e a pêra são duas frutas com baixo teor de açúcar, fáceis de levar e ter à mão quando ainda restam muitas horas de estudo pela frente. A soja, perfeita para matar a vontade de mastigar alguma coisa crocante e salgada, tem poucas calorias e pouco ou nada de açúcar. Além disso, contém poucos carboidratos.

2. Tente não comer carboidratos simples à noite

Todo carboidrato simples que você comer tarde da noite se transformará em gordura.

Outro detalhe: dormir com o estômago cheio a deixará com fome pela manhã, e você não terá vontade de comer iogurte nem fruta – vai querer carboidratos! Isso acontece porque a corrente sanguínea recebe altas doses de açúcar e, em pouco tempo, esses níveis diminuem. A consequência é que o organismo tenta recuperar o que foi perdido. A ingestão de carboidratos simples, infelizmente, provoca mais desejo em vez de saciá-lo.

3. Faça intervalos em horários fixos e planeje com antecipação o que comer durante eles.

Assim você será mais produtiva enquanto estuda, porque terá uma recompensa em cada intervalo. Por exemplo, ao final da primeira hora, coma um punhado pequeno de amêndoas ou uma cenoura. Depois da segunda hora, coma uma laranja, uma maçã ou uma pera. Ao terminar a terceira hora, você pode comer um pouco de soja crocante e salgada. Continue assim enquanto estiver estudando e sentir vontade de comer alguma coisa.

4. De vez em quando, pare alguns minutos para ir ao banheiro e molhar o rosto – cinco vezes com água morna, e em seguida, cinco vezes com água fria.

Por último, jogue um pouco de água fria várias vezes sobre os olhos (fechados e abertos). Isso vai evitar que eles se sequem e fiquem cansados, e a deixará mais bem-disposta. Você também pode dar uma caminhada rápida ou subir alguns andares de escada para fazer o sangue circular depois de ficar muito tempo sentada.

ZONA DE PERIGO N° 2:
Eventos esportivos e suas comemorações

É difícil manter a dieta quando todo mundo está comendo e bebendo a mesma coisa durante horas.

Eventos esportivos e comemorações são uma zona de perigo porque:

1. Você quer encontrar os amigos, mas as opções de comida se limitam a alimentos não-saudáveis.

2. Os jogos acabam sendo demorados e você recorre à comida para passar o tempo.

3. Você gosta de comemorar o gol ou a vitória do time comendo.

4. Você quer aliviar a tristeza da derrota com a comida.

As dicas a seguir vão ajudá-la a evitar um desastre:

1. Coma um hambúrguer ou salsicha sem pão.

2. Não coma nada que contenha maionese e gordura.

3. Ofereça-se para levar uma sobremesa à festa e prepare uma salada de frutas, opção saudável e que satisfaz.

4. Antes de sair, beba água ou refrigerante dietético e leve uma maçã.

5. Se não restar outra opção a não ser comer besteiras, lembre-se de fazê-lo com moderação.

Coma meio hambúrguer em vez de um inteiro, uma porção pequena de salada de batatas em vez de uma grande, ou um punhado de batatas fritas em vez de o saco inteiro.

6. Mude de lugar e curta o evento de diferentes pontos do estádio.

Dessa maneira, você terá que se movimentar em vez de ficar sentada durante horas.

ZONA DE PERIGO N° 3: Baladas e reuniões com amigos

As baladas são o lugar ideal para conhecer gente e se divertir. Não devem ser momentos nos quais sinta desconforto e, principalmente, você não precisa ficar o tempo inteiro pensando em comer. Você já sabe que nessas ocasiões a comida consiste basicamente em frituras e outras guloseimas, então, é importante que vá preparada. Faça o que fizer, não chegue faminta ou acabará comendo uma travessa inteira de salgadinhos sem nem se dar conta.

As festas são uma zona de risco porque:

1. Há muita comida calórica.

2. Você se distrai conversando e não presta atenção no que está comendo.

3. "Não pega bem" levar a própria comida.

4. Você come para se manter ocupada.

5. Você come para se sentir parte do grupo.

Siga os seguintes conselhos para evitar um desastre:

1. Antes de sair, coma uma maçã ou uma pera para não chegar de estômago vazio; isso vai diminuir o apetite e você se sentirá menos tentada a comer porcarias. Outra opção são as frutas cítricas. Para evitar a compulsão, adicione proteínas: coma uma fatia de queijo branco, por exemplo.

2. Fique longe da mesa, assim a tentação será menor.

3. Chegue à festa mascando chiclete sem açúcar. Isso vai manter sua boca em movimento (para que você não se sinta tentada a comer) e seu hálito fresco.

4. Tenha sempre um copo de água ou bebida com pouco açúcar nas mãos para mantê-las ocupadas. Beber muito líquido vai deixá-la satisfeita e você não ficará com vontade de se empanturrar de salgadinhos.

ZONA DE PERIGO N° 4:
Assistir televisão

O tempo que você passa em frente à TV pode ser muito perigoso para seu novo estilo de vida. Assistir televisão é uma atividade passiva e sedentária, e é muito fácil que você, sem perceber, coma tudo o que estiver ao alcance da mão. Além disso, se você combina de ver um programa com os amigos, é mais difícil resistir à tentação de comer o que todo mundo está comendo. Se decide comer alguma coisa, o fato de estar entretida com o que está assistindo faz com que não perceba facilmente quando está satisfeita. Portanto, o melhor é colocar os alimentos em pratos individuais, para saber exatamente quanto você come. Você também pode se colocar uma regra: comer só na mesa, não no sofá nem no chão.

Assistir televisão é uma zona de risco porque:

1. Normalmente você vê televisão depois do jantar, o que significa que as calorias que ingerir não vão ser queimadas antes de você dormir. E, como já terá jantado, não estará comendo por fome, mas por distração, o que é perigoso.

2. Você vai querer comer qualquer besteira rápida para não perder nada do programa. Provavelmente comerá na própria travessa ou no pacote, o que significa que não prestará atenção na quantidade ingerida.

3. Você vai querer ficar num clima legal com as outras pessoas. Se seus amigos acham natural e querem pedir comida para assistir televisão, quem é você para impedi-los?

Para resistir, você pode:

1. Beber um copo de água antes de comer qualquer coisa.

2. Mascar chiclete sem açúcar.

3. Tentar comer um pouco de fruta ou bolacha integral em vez de alimentos processados. Se você não gosta de comer só fruta, coma também uma fatia de queijo branco.

4. Se só tiver à mão alimentos à base de carboidratos, experimente separar os sanduíches antes em porções individuais, para saber quanto comeu.

ZONA DE PERIGO Nº 5:
O bate-papo com as amigas

Embora seja agradável poder conversar sobre tudo com suas amigas, há alguns aspectos com os quais é preciso tomar cuidado. Eu percebi que, cada vez que embarcava em uma dessas reuniões, sempre acabava comendo demais.

O bate-papo com as amigas é uma zona de risco porque:

1. Você está concentrada na conversa e não pensa no que leva à boca.

2. Caso tenha comido há muitas horas, começa a sentir fome de novo.

3. Você come para se manter acordada e esticar o papo.

Como evitar que a dieta vá por água abaixo:

1. Procure não ter tentações à mão.

2. Tome um copo de água com gás com suco de frutas antes de comer qualquer coisa. As bolhas vão estufá-la e você não irá para a cama empanturrada de carboidratos.

3. Se ceder à tentação, não deixe de controlar a quantidade exata de comida colocando-a numa tigela.

Evite as comidas viciantes

São aquelas que aumentam seu desejo de comer mais da mesma coisa e levantam seu ânimo, embora por pouco tempo. Alguns exemplos são os doces, o chocolate, o sorvete e os produtos lácteos integrais.

Recorremos a esses alimentos para buscar conforto quando nos sentimos tristes, zangadas, deprimidas ou entediadas. Ficamos viciadas nas sensações agradáveis que sentimos ao comê-los e não suportamos viver sem elas. O que muitas vezes não percebemos é que a comida não pode nos fazer sentir bem de forma permanente; primeiro temos de resolver as questões que nos deixam infelizes.

Como as transformações internas levam certo tempo, talvez você demore um pouco para eliminar o hábito de se consolar com a comida. Dependendo da sua força de vontade, pode ser que consiga comer sem perigo uma porção pequena. Você se conhece melhor do que ninguém, e terá de avaliar o quanto isso seria "arriscado" para você.

Se você escolher a opção radical e optar pela abstinência total, há outras maneiras de levantar o ânimo e resolver os sentimentos de tristeza ou mau humor sem depender da comida. Em primeiro lugar, fique longe dela para não ter a tentação ao seu alcance. Faça exercícios que exijam concentração (como ioga, que não apenas relaxa o corpo como faz com que o cérebro libere endorfinas, substâncias químicas que aliviam o estresse). Depois de uma boa sessão, você se sentirá calma e cheia de energia. É claro que essa sensação passará em algumas horas, mas a necessidade de repetir a rotina (desde que não a deixe cansada) é uma opção muito mais saudável do que assaltar a geladeira.

Se você não gosta da ideia de fazer ginástica, tente encontrar uma guloseima mais saudável que a satisfaça. Por exemplo, as frutas desidratadas são uma excelente opção de doce que contém apenas um quarto das calorias de uma bala. Lembre-se de que você pode "treinar" suas papilas gustativas para que fiquem satisfeitas com menos açúcar. À medida que diminuir a frequência com que ingere comidas viciantes, você encontrará maneiras mais saudáveis de lidar com as emoções, em vez de adoçá-las, por assim dizer.

Quando você precisa manter as mãos ocupadas enquanto faz outra coisa

Em vez de atividades completamente passivas, por que não experimentar outros passatempos que ocupem muito mais a mente e as mãos e a deixem menos vulnerável a comer mal?

Jogos de mesa

Pode parecer antiquado, mas jogar qualquer jogo de mesa é uma ótima maneira de passar o tempo. Não só são divertidos como também servem para fortalecer os vínculos com os amigos por meio de competições saudáveis e sem estresse.

Palavras cruzadas

Fazer palavras cruzadas é uma ótima maneira de manter a mente em forma e aumentar o vocabulário. Ajuda a parar de pensar na comida e a afastar as mãos do pacote de bolachas, porque requer muita concentração. Acredite, tentar encontrar uma palavra de seis letras que signifique "mistério" fará com que você esqueça da vida (experimente "oculto").

Tricô e crochê

Fazer tricô e crochê são atividades que nunca saem de moda. Aprender essas artes não só é fácil e barato, como mantém suas mãos ocupadas durante horas. Além disso, permite criar objetos e presentes bem bonitos. Você pode comprar materiais e livros para iniciantes em bancas ou armarinhos.

Caminhadas

Sair para caminhar é uma maneira maravilhosa de fazer exercício a qualquer hora do dia, sozinha ou acompanhada. Você nem vai lembrar que está de dieta. Ao caminhar acompanhada, você pode bater um papo agradável da mesma forma que faria isso num bar, mas sem aquele prato de batatas gordurosas à sua frente. A conversa pode até ser mais produtiva, pois caminhar ao ar livre clareia a mente e aumenta a concentração.

Fumar e beber: atividades que matam

O hábito de fumar e o abuso do álcool são muito fáceis de adquirir e, se você não tomar cuidado, pode conservá-los por toda a vida. Quando você é jovem, seu corpo tem mais facilidade para se recuperar de quase tudo – exceto, é claro, de um desastre nuclear. Mas, cedo ou tarde, hábitos nocivos começarão a prejudicá-la.

Como meu pai é médico, conheço os perigos do cigarro desde pequena. Uma vez, quando eu era adolescente, ele me levou à sala de operações para que eu presenciasse um transplante de coração num homem de 50 anos que tinha fumado a vida toda. Foi impressionante ver o estado dos pulmões dele: tinham uma coloração entre roxo e preto e, em vez de ser lisos como os saudáveis, estavam cheios de protuberâncias por causa do alcatrão do cigarro. Isso foi suficiente para que eu decidisse não fumar.

Essas são as manifestações internas do tabagismo. Outros problemas decorrentes são o envelhecimento precoce, rugas, pele amarelada, dentes escuros e mau hálito.

Quando você se vicia na nicotina do cigarro, é muito difícil parar de fumar. Se não fuma, fica de mau humor, tem dores de cabeça e pode até sentir sintomas de resfriado. Muita gente para de fumar, mas não é fácil, e quem consegue precisa suportar semanas, e às vezes meses, de sofrimento até se recuperar.

O abuso de álcool é outro assunto sério. Festas ao ar livre, em boates, até na escola: se você procurar, consegue encontrar uma em qualquer noite da semana. E, na maioria dos casos, bebe-se cerveja e outras bebidas alcoólicas. Muitos jovens acabam no hospital em coma alcoólico ou por acidentes relacionados com a bebida, como quedas ou acidentes de trânsito.

Se não assusta a possibilidade de ver sua lucidez severamente reduzida ou mesmo de chegar à morte, pare para pensar nas calorias extras que consome num desses campeonatos noturnos de bebida: uma cerveja leve tem 100 calorias. O excesso de bebida não só faz engordar como também afeta a aparência física de outras maneiras. Uma pessoa que bebe muito pode ter rugas mais cedo, bolsas debaixo dos olhos e problemas de pele. A bebida também nos expõe à deterioração do fígado, à insuficiência cardíaca e aos acidentes cerebrovasculares, ou AVCs; pense nisso na próxima vez que alguém lhe oferecer um drinque.

Movimente-se

O fator exercício

6

Fazer exercício é um compromisso que exige tempo, energia, dedicação e muita capacidade para suportar críticas. Felizmente, fica mais fácil à medida que você se acostuma a uma rotina semanal e se entusiasma ao ver as mudanças graduais em seu corpo. Para a maioria, no entanto, pode ser muito difícil decidir que tipo de exercício dará melhores resultados e manter-se firme em seus planos.

Por que é tão importante?

Em primeiro lugar, o exercício ajuda a desenvolver os músculos, acelerando o metabolismo, o que aumenta a queima de calorias, mesmo quando você descansa. Uma hora de atividade aeróbica intensa como correr, caminhar rápido ou dançar pode queimar mais de 500 calorias. Meio quilo de gordura equivale a 3.500 calorias. Imagine os resultados que você pode obter com cinco horas de treinamento por semana!

Além disso, o exercício fortalece o sistema imunológico e estimula o cérebro. Ao bombear sangue para todo o corpo, aumenta a capacidade de atenção e concentração.

A atividade física também é um ótimo remédio para melhorar o humor, pois faz com que o corpo produza endorfinas (lembra daquelas substâncias químicas que produzem "felicidade"?). Por isso, depois de nadar, correr ou fazer ginástica, você se sente animada e renovada.

E sem falar dos benefícios sociais: você tem menos tempo para comer em excesso, fumar ou beber bebidas alcoólicas. Outra vantagem é que a academia é um excelente lugar para conhecer pessoas. Você vai reforçar a autoestima em dois níveis: vai gostar mais do seu corpo, pois vai ficar em forma, e vai ter o incentivo dos novos amigos caso desanime em sua rotina.

E tem mais. Vejamos outros benefícios da atividade física:

1. Melhora a aparência
- Tonifica os músculos
- Queima calorias e ajuda a perder ou manter o peso
- Ajuda a controlar o apetite
- Intensifica a circulação do sangue, de modo que sua pele recebe todos os nutrientes e mantém-se jovem; além disso, com o suor, as impurezas saem pelos poros, o que ajuda a manter o corpo livre de toxinas

2. Melhora o funcionamento do organismo
- Aumenta o condicionamento físico
- Melhora a atenção e a concentração
- Aumenta a força muscular
- Melhora o funcionamento do coração e dos pulmões

3. Faz você se sentir melhor
- Dá mais energia
- Melhora a autoimagem
- Ajuda a combater o estresse, a ansiedade e a depressão
- Melhora a qualidade do sono
- É uma boa oportunidade de socializar e fazer novos amigos

Com tantas vantagens evidentes, por que ainda há pessoas que não praticam exercícios? Talvez porque pareça desconfortável, chato ou nos envergonhe. Mas, além disso, há o medo do fracasso; tememos nos comprometer com um programa e depois nao cumpri-lo.

Vejamos dois dos motivos mais comuns apresentados pelos jovens para não fazer atividade física.

"É chato"

Correr 20 minutos na esteira talvez não seja sua ideia de diversão, mas pode ser mais agradável. Você pode ouvir música ou ver televisão. Pode ler uma revista, um artigo no jornal, ou aquele livro que está na fila de espera há tanto tempo. Muita gente descobre que as melhores ideias vêm durante o exercício, ou seja, você pode aproveitar o tempo para pensar nos problemas que está tentando resolver; provavelmente as soluções vão aparecer.

Você não precisa se exercitar em ambientes fechados. Escolha uma atividade que goste, que seja prazerosa (por exemplo, jogar vôlei com seus irmãos ou amigos, patinar, andar de bicicleta). Você pode jogar em grupo ou sozinha. Se gosta de competir, pode tentar algum tipo de artes marciais. Se busca camaradagem, prefira correr em grupo ou fazer parte de uma equipe esportiva na escola ou na faculdade. Se prefere ficar sozinha, concentrada, uma boa opção é a natação. Se prefere relaxar enquanto se exercita, experimente ioga. Ou, se quiser alguma coisa mais intensa, uma aula de *kick boxing*. Independentemente do que escolher, lembre-se de seguir uma rotina interessante e exigente. Quando você já estiver acostumada à prática esportiva, é hora de aumentar a intensidade do exercício ou de experimentar outra modalidade por um tempo, para que seu corpo não deixe de queimar calorias com eficácia.

Uma boa maneira de se animar a fazer exercícios é elaborar um esquema de objetivos e recompensas. "Perder peso" não é um objetivo preciso; é necessário estipular parâmetros definidos, metas e prêmios. "Perder dois quilos" é mais concreto, mas estipular um prazo pode ajudar ainda mais. "Quero perder dois quilos em duas semanas" é uma meta possível, com parâmetros definidos. Quando houver definido uma meta, escolha uma pequena recompensa quando conquistá-la – comida não!; pode ser uma sessão no cabeleireiro ou uma linda saia para realçar o novo físico. Se não conseguir seu objetivo dentro do prazo determinado, comece outra vez. Você não vai ganhar a recompensa até alcançar a meta, consequentemente, continuará tendo um incentivo. Mas, se ao final das duas semanas você perder os dois quilos, com certeza merece um prêmio.

"Não tenho tempo!"

Também entendo essa desculpa. Sei o quanto é difícil se organizar e ter tempo para fazer exercícios, com tantas aulas, compromissos e encontros com o gatinho que você conheceu semana passada. Mas sua rotina não precisa necessariamente durar duas horas; nem precisa ser feita numa academia. Caminhar até a biblioteca em vez de ficar no seu quarto é uma ótima maneira de incluir mais movimento (e mais gasto de energia) no seu dia.

O modo mais fácil que conheço de arranjar tempo para malhar é aproveitar as manhãs. Além de dar energia para o resto do dia, libera você de pensar nisso até o dia seguinte. Se a preguiça não deixar você levantar uma hora antes, reserve uma hora no fim da tarde (antes do jantar é um bom momento) e vá à academia. Mas lembre-se de que uma sessão de exercício intenso muito perto da hora de dormir pode afetar seu sono.

A atividade física não tem por que ocupar toda a sua vida. Faça exercícios moderadamente todos os dias, sem "mas", sem condições e sem desculpas.

A atividade física não tem por que ocupar toda sua vida. Pratique um pouco todos os dias, regularmente, sem "mas", sem condições nem pretextos. Com o tempo, vira um hábito, como escovar os dentes.

Talvez você já esteja decidida a iniciar uma rotina, e sabe que cairia bem. Então... comece agora. Sim, agora mesmo. Largue o livro e corra durante cinco minutos aí mesmo onde você está (mas não se esqueça de voltar quando terminar... tenho uma surpresa para você).

E então, como foi? Se estava muito fora de forma para aguentar cinco minutos, use isso como mais um incentivo para iniciar imediatamente um plano de ginástica. Se esses cinco minutos foram fáceis, ótimo! E aqui vem a surpresa: você acaba de queimar 50 calorias. Pense: dez sessões como essa por dia e você terá queimado 500 calorias. Em uma semana com essas sessões, terá queimado 3.500 calorias, o equivalente a meio quilo de gordura. Agora sua meta não parece tão distante, não é mesmo?

Como criar um programa de exercícios

Assim como não há um único objetivo para todos os que fazem atividade física, não há uma mesma rotina para todos. Quem quer perder peso tem que fazer exercício aeróbico (ou seja, que eleva o ritmo do coração e a respiração durante um tempo prolongado). Quem quiser simplesmente definir o corpo, precisa fazer abdominais, flexões etc. Para outros, o ideal é um treinamento de força (musculação) para dar forma e desenvolver os músculos. Muitos querem simplesmente relaxar e aliviar o estresse, nesse caso, podem escolher algo mais leve, como o ioga. Mas, se quiser ter um corpo escultural (ou seja, magro, tonificado e esculpido ao mesmo tempo), você precisa variar sua rotina para que o físico não se acostume a um único tipo de exercícios e não pare de responder aos seus esforços.

É importante alternar os músculos que estiver trabalhando, assim como o peso usado no exercício.

O organismo é muito inteligente. Se souber o que espera por ele cada vez que você faz ginástica, ele pode encontrar uma maneira de fazer o trabalho sem gastar tanta energia. Se fizer sempre os mesmos movimentos, trabalhará sempre os mesmos grupos musculares. Chegará um momento em que eles alcançarão um nível máximo de força, resistência e tônus. Por isso é importante alternar os músculos que estiver trabalhando, assim como o nível de intensidade.

É necessário variar não apenas a intensidade, mas também o tipo de exercício. Troque um dia de treinamento cardiovascular por um de força ou por um de atividades de relaxamento e alongamento, como ioga. Essa estratégia não só fará com que seu corpo não saiba o que o espera, como também será uma oportunidade de descansar por alguns dias. A seguir, veremos um plano básico.

Treinamento cardiovascular

Este é o que queima a maior quantidade de gordura, pois aumenta o ritmo do coração e a respiração. O breve exercício que você fez há alguns minutos era um exemplo. O objetivo desse tipo de ginástica é alcançar e manter uma determinada frequência cardíaca (quantidade de pulsações por minuto), para que seu corpo queime mais gordura. Essa é a frequência cardíaca ideal (FCI).

Para calculá-la, coloque os dedos indicador e médio de uma mão no pulso da mão contrária, ou no pescoço, cerca de 2 cm abaixo da orelha, para sentir o pulso. Conte as pulsações por 15 segundos e depois multiplique esse número por 4.

É importante que você atinja essa FCI dentro de um tempo determinado, que é diferente para cada pessoa e é chamado intervalo. Calcular esse intervalo pode parecer complicado, mas não é. Esta é a fórmula:

Subtraia sua idade do número 220 e multiplique o resultado por 0,6. Esse é seu limite mínimo. Depois subtraia outra vez a sua idade de 220 e multiplique o resultado por 0,95. Esse é seu limite máximo. Na parte mais intensa do treinamento, sua frequência cardíaca deve estar entre esses dois números, nunca acima.

Quando fizer esse treinamento, tente alcançar seu FCI e mantê-lo durante pelo menos meia hora. Se não tiver nenhum aparelho para medi-lo, mantenha uma respiração intensa, mas que permita continuar o exercício com fôlego, sem ter que parar para se recuperar. A musculação, as artes marciais e o *kick boxing* também são considerados exercícios cardiovasculares. Você pode correr 15 minutos na esteira e fazer uma série de musculação (descanse 30 segundos entre as séries de repetições) e/ou outros exercícios até completar meia hora.

Treinamento de grupos musculares específicos

Se você está lendo este livro para perder peso, e não para ganhar músculos, talvez pense que só precisa fazer treinamento cardiovascular. Mas os resultados não serão muito satisfatórios se seu corpo não ficar mais firme e em forma. Por isso é tão importante treinar grupos musculares específicos para obter melhores resultados.

Ao variar os níveis de intensidade, você pode conseguir que a musculatura adquira novas formas, o que pode ser alcançado com um treinamento de força e resistência. Você tem que ir aumentando a carga para fazer um esforço maior. Se fizer muitas repetições com pouco peso, terá músculos firmes, magros e tonificados, ao passo que, se fizer menos repetições com mais peso, verá sua musculatura aumentar.

Uma boa maneira de incluir o treinamento muscular intenso no programa de exercícios é alterná-lo com o cardiovascular. Intenso não significa colocar muito peso, mas usar o peso adequado às suas metas, fazer muitas repetições e intervalos breves. Por exemplo, na segunda-feira, você pode fazer uma hora na esteira e uma rotina de abdominais; na terça-feira, em vez do treinamento cardiovascular, faça um treinamento muscular nos aparelhos da academia. Pode escolher todos os que trabalhem um grupo muscular específico, como braços, ou optar por um aparelho que trabalhe várias partes do corpo.

Os aparelhos de musculação trabalham os grandes grupos musculares, então, tenha em mente o que você quer alongar, emagrecer, tonificar ou enrijecer. Os aparelhos costumam trazer uma descrição detalhada de como se usa e que músculos trabalha.

Na quarta-feira, volte ao treinamento cardiovascular. Se estiver muito dolorida por causa da musculação, pode fazer um treinamento leve para descansar, ou ioga. Repita essa rotina o resto da semana.

Exercícios para alongar e fortalecer

Ioga e pilates são exercícios que se incorporaram à nossa cultura, mas que ainda conservam certo ar "místico". Ambos são excelentes, pois desenvolvem e tonificam os músculos, alongam e emagrecem. O ioga consegue isso com uma série de posturas, nas quais o seu próprio peso funciona como resistência para o treinamento de força. Suas raízes estão nas antigas práticas indianas de meditação, e seu objetivo é alcançar o equilíbrio, mental e corporal (basicamente, você deve aprender a ficar confortável estando desconfortável; algumas posturas iogues não são nada fáceis). Já o pilates é um treinamento central, ou seja, que fortalece e tonifica os músculos do tronco (seu "centro") e alonga todo o seu corpo.

No exercício cardiovascular, você movimenta os músculos com rapidez, em movimentos de contração e distensão. Mas, com toda a tensão e o estresse do dia-a-dia, você precisa de um tempo para acalmar o corpo e deixá-lo se recuperar. Nos exercícios de alongamento e relaxamento, em vez de ficar concentrado nos músculos, como acontece no treinamento cardiovascular, o sangue fica livre para reparar o que for necessário em todo o organismo.

Há diferentes tipos de ioga. É melhor que você comece com um instrutor, que a ajude a fazer corretamente as posturas ou asanas. Pode ser arriscado começar sozinha, pois algumas posturas, se realizadas de forma incorreta, podem causar lesões no pescoço, costas e ombros.

O pilates é um tipo diferente de exercício de alongamento. Como ele surgiu de uma rotina de treinamento para bailarinas, vai desenvolver seus músculos sem aumentá-los. A versão tradicional, chamada pilates de chão, é uma espécie de alongamento com abdominais. A versão mais intensa (feita com aparelhos projetados especificamente para esta atividade) vai fazê-la suar mais do que se tivesse corrido uma hora sob um sol de 40°C.

Alongamento

É muito importante fazer alongamento depois de treinar. Ele ajuda os músculos a eliminar o ácido lático, um subproduto dos processos que acontecem no corpo durante o treinamento. A concentração desse ácido pode provocar câibras. Não deixe de alongar e beber bastante água para eliminá-lo. Muitos treinadores acreditam que deveríamos fazer isso antes e depois dos exercícios, para que o sangue já esteja circulando nos músculos antes de começar qualquer atividade intensa.

Alongar não é só abaixar rapidamente, encostar a ponta dos dedos no chão e subir. E também não é fazer a mesma coisa indo e voltando. Para alongar de verdade, você tem que ficar em três posições diferentes, por trinta segundos em cada uma. Não pule essa etapa só porque não liga para aquela dorzinha nos músculos depois de treinar. A falta de alongamento pode causar uma contração excessiva e encurtar o músculo.

7
As vitaminas
Tudo o que você precisa saber

O que são?

Vitaminas e minerais são compostos químicos que o seu corpo utiliza para manter os órgãos saudáveis. Quando funcionam normalmente, produzem radicais livres ou oxidantes (produtos das moléculas de oxigênio) e, ao mesmo tempo, antioxidantes (que protegem as membranas celulares dos efeitos prejudiciais que os oxidantes causam nas células). Sem eles, os radicais livres danificariam as células. O resultado seria, por exemplo, o envelhecimento precoce em forma de rugas, descolorações e manchas (é por isso que muitos cosméticos contêm antioxidantes). Se não há equilíbrio entre essas duas substâncias, é preciso recorrer a antioxidantes adicionais, na forma de vitaminas e minerais, encontrados nos alimentos.

Teoricamente, uma pessoa saudável pode obter todas as vitaminas e minerais que precisa comendo corretamente. Mas isso é muito difícil, especialmente quando se tem horários e orçamento curtos.

Os suplementos em forma de pílulas compensam a falta de nutrientes que não são ingeridos com a comida; atuam como uma espécie de apólice de seguro, para que não falte nada ao organismo. No entanto, lembre que eles não devem substituir a comida. São chamados de suplementos porque suprem deficiências na dieta do dia-a-dia, mas não conseguem substituir um regime saudável.

Por que as vitaminas e os minerais são importantes?

Por várias razões: a primeira e mais importante é porque nos ajudam a manter uma boa saúde. Conservam os ossos resistentes, os músculos fortes, o cabelo saudável e brilhante e o cérebro funcionando a toda velocidade. Além disso, protegem-nos das doenças e retardam o processo de envelhecimento.

Nosso corpo não é capaz de produzir todos os nutrientes essenciais para nossa atividade diária, por isso precisamos ter fontes alternativas. O problema é que, com micro-ondas, congelamento, reaquecimento e outros processos a que submetemos a comida, não ingerimos todos os nutrientes necessários. Dessa maneira, pode ser necessário incluir suplementos na dieta, **sempre sob supervisão médica.**

Além disso, a dieta não é o único fator que afeta a saúde. A exposição à poluição, por exemplo, nos prejudica sem que percebamos, e atua lentamente. As vitaminas interagem entre si e também com as células para reforçar as defesas do corpo contra os fatores ambientais prejudiciais.

Falemos agora do sistema imunológico humano, o principal beneficiário das vitaminas e minerais.

E agora, com vocês, nosso sistema imunológico, também conhecido como Léo

Ele é sua melhor defesa contra todas as doenças. Olhe para ele como se fosse seu médico particular: sempre está alerta, sempre pronto, só para você.

O que o seu sistema imunológico faz exatamente? Vamos chamá-lo de Léo – para que você saiba a quem agradecer da próxima vez que não pegar um resfriado. Protegê-la das doenças é o seu trabalho diário. E isso não é tudo:

- O Léo determina em que velocidade você envelhece.
- Atua também como lixeiro; todos os dias elimina as células mortas e os resíduos tóxicos.
- Protege seu corpo da radiação e da poluição, que poderiam causar doenças.
- Se você não cuidar do Léo, ele pode se deteriorar e ficar suscetível às alergias ou às doenças autoimunes. Além disso, por causa dessa deterioração, você adoece com mais frequência e fica doente por mais tempo.

O que você deve fazer, então? O Léo precisa da sua ajuda, e você da dele. A vitamina A, o complexo vitamínico B, a vitamina C, a vitamina E, o cálcio, o magnésio, o ferro, o selênio e o zinco são nutrientes que fortalecem o sistema imunológico. E não se preocupe: você não vai precisar tomar 20 comprimidos por dia. Há muitas fontes naturais que contêm todos esses elementos essenciais.

Onde "moram" as vitaminas e os minerais

Felizmente, todas as vitaminas são de origem natural. As recomendações a seguir foram revisadas por nutricionistas e médicos. No entanto, se você tiver algum problema específico de saúde, lembre-se de que deve consultar seu médico antes de fazer mudanças na sua dieta.

Alimentos com alto teor de cálcio

Você precisa de 1.000 miligramas de cálcio por dia para facilitar a perda de peso e garantir ossos fortes e bom descanso durante o sono (pois o cálcio exerce um papel importante no relaxamento muscular).

	Miligramas por porção
Ricota, semidesnatada (1/2 xícara)	337
Queijo parmesão (28 g)	336
Leite desnatado (1 xícara)	300
Suco de laranja enriquecido com cálcio (227 g)	263
Iogurte desnatado (113 g)	225
Salmão (85 g)	191
Tofu firme (1/2 xícara)	118
Brócolis (1/2 xícara)	89
Grão-de-bico (1/2 xícara)	60

Alimentos com alto teor de ácido fólico (parte do grupo vitamínico B)

Você precisa de 400-800 microgramas (mcg) de ácido fólico por dia. Trata-se de uma vitamina B que nosso corpo usa para fabricar novas células.

	Microgramas por porção
Suco de laranja (1 xícara)	136
Espinafre (1/2 xícara)	130
Feijão de soja (1/2 xícara)	100
Aspargos (1/2 xícara)	88
Abacate (1/2 xícara)	81
Feijão/feijão preto (1/2 xícara)	78
Grão-de-bico (1/2 xícara)	70
Sementes de girassol (28 g)	65
Gomos de laranja (1 xícara)	54
Brócolis (1/2 xícara)	53

Alimentos com alto teor de potássio

Você precisa de 2.000-3.000 miligramas de potássio por dia para crescer, desenvolver os músculos, transmitir impulsos nervosos para todo seu corpo e favorecer a atividade cardíaca saudável.

	Miligramas por porção
Batata (1 média)	844
Abacate (1/2 fruta)	742
Pêssego/pêssego desidratado (5 metades)	645
Ameixas secas (10 metades)	626
Suco de tomate (1 xícara)	536
Iogurte desnatado (1 xícara)	530
Feijão (1/2 xícara)	517
Salmão (85 g)	490
Feijão de soja (1/2 xícara)	486
Damascos secos (10 metades)	482
Suco de laranja (1 xícara)	472
Batata doce (1/2 xícara)	455
Amêndoas (57 g)	426
Espinafre (1/2 xícara)	419
Leite desnatado (1 xícara)	418
Banana (1 de tamanho médio)	400
Amendoim (57 g)	400

Alimentos com alto teor de selênio

Você precisa de 55 microgramas de selênio por dia para prevenir o envelhecimento celular causado pelos radicais livres.

	Microgramas por porção
Castanha-do-Pará (um punhado)	544
Sementes de girassol torradas (um punhado)	78
Atum (85 g)	63
Peru, carne branca (85 g)	32

Alimentos com alto teor de zinco

Você precisa de 15-30 miligramas de zinco por dia. Este mineral estimula as enzimas, que são as substâncias responsáveis por promover as reações bioquímicas no corpo. Por exemplo, o zinco e as enzimas que ele estimula mantêm o sistema imunológico saudável, cicatrizam as feridas e conservam os sentidos do paladar e do olfato.

	Miligramas por porção
Carne de caranguejo (1/2 xícara)	**6**
Peru, carne escura (85 g)	**5**
Coxa de frango	**2,7**
Iogurte desnatado, natural (1 xícara)	**2,2**
Feijão/ervilha/grãos	**1,5-2** (de acordo com o tipo)
Arroz integral, cozido (1/2 xícara)	**0,6**
Batata assada com casca	**0,6**
Farelo de aveia (1/2 xícara)	**0,6**

Alimentos com alto teor de vitamina C

Você precisa de 500 miligramas de vitamina C por dia. Como o corpo não consegue armazená-la – o que não aproveita é eliminado pela urina – é necessário repô-la diariamente. A vitamina C ajuda as células do corpo, inclusive as dos ossos, dos dentes, gengivas e vasos sanguíneos a crescer e manter-se saudáveis. Além disso, estimula o organismo a responder às infecções e ao estresse.

	Miligramas por porção
Goiaba (1 fruta)	**165**
Pimentão vermelho (1)	**141**
Pimentão verde (1)	**95**
Papaia	**94**
Morango (1 xícara)	**84**

Kiwi (1 fruta)	74
Laranja (1 fruta)	70
Suco de laranja (1/2 xícara)	52
Brócolis (1/2 xícara)	49 (cozido), 41 (cru)
Tomate (1 xícara)	45
Suco de tomate (1 xícara)	45
Couve-flor (1/2 xícara)	36
Ervilha (1/2 xícara)	31

Alimentos com alto teor de vitamina D

Você precisa de 600 unidades internacionais (UI) de vitamina D por dia para conservar níveis normais de cálcio e fósforo no sangue. Ela ajuda seu corpo a absorver o cálcio e manter os ossos fortes. Lembre que 15 minutos diários de exposição ao sol podem ajudá-la a suprir as carências de vitamina D (mas não se esqueça de usar protetor solar).

	Unidades internacionais
Salmão rosado (85 g)	500
Atum (85 g)	200
Leite desnatado ou semidesnatado (236 ml)	100

Alimentos com alto teor de vitamina E

Você precisa de 400 UI por dia dessa vitamina para proteger as células contra o envelhecimento provocado pelos radicais livres.

	Unidades internacionais (aproximadamente um punhado por porção)
Sementes de girassol	52
Nozes	22
Amêndoas	21
Castanhas	21

Feijão/feijão de soja, seco	**20**
Castanha de caju	**11**
Amendoim torrado	**11**
Feijão/feijão seco	**8**
Castanha-do-pará	**7**
Noz-pecã	**2**

É muito importante ajudar a conservar a saúde do seu corpo e fortalecê-lo fisicamente, mas também é importante garantir a saúde emocional. E aqui chegamos ao nosso próximo e último passo: viver uma vida iluminada de paz e serenidade.

Seja feliz

Seja mais serena e efetiva

8

Agora você já sabe se alimentar de forma saudável e arranja tempo para fazer exercícios. Você pode pensar que isso é suficiente para ajudá-la durante toda a sua vida... ou pelo menos até a próxima rodada de provas finais. Mas sei por experiência que até os indivíduos mais saudáveis e atléticos também precisam de um momento para relaxar.

Vivemos tão ocupados correndo da aula para a academia, da academia para a balada, de um compromisso para o outro... parece que, se quisermos relaxar, teremos que criar um dia de 25 horas. Esse ritmo pode nos levar a usar a comida – principalmente a que faz mal – para compensar, em vez de procurar outras maneiras de lidar com a situação.

Felizmente, não é preciso muito tempo para aliviar o estresse.

A redução do estresse: a reação de "luta ou fuga"

Quando você vive uma situação estressante, seu cérebro libera substâncias químicas na corrente sanguínea para ajudar o corpo a superá-la; uma delas é a adrenalina. Quando ela é liberada, seu corpo se prepara para enfrentar alguma situação de perigo. Essa reação frente ao estresse é conhecida como reação de luta ou fuga, pois nossa reação instintiva é brigar ou fugir. A angústia provocada por uma prova, por exemplo, é suficiente para disparar alarmes no corpo inteiro; os músculos do pescoço, dos ombros e do rosto podem ficar rígidos. Pode ser que você note que seu coração está disparado, ou fica sem fôlego. São sintomas de que o corpo está se preparando para lutar... ou fugir.

Para suportar o aumento de estresse, o organismo suspenderá todas as funções que não forem absolutamente essenciais para sua sobrevivência numa emergência. Assim, o sistema imunológico pode parar temporariamente. É por essa razão que as pessoas que vivem estressadas têm maiores probabilidades de adoecer. Com o tempo, o corpo cansa de ficar constantemente se preparando para lutar contra as possíveis ameaças ou fugir delas; precisa descansar. Vejamos, agora, como é possível conseguir isso.

A respiração

Pressupomos que nosso corpo está programado para respirar automaticamente, e não pensamos nos atos conscientes que isso implica. Faça o teste: inspire e expire profundamente cinco vezes. Você vai perceber que recebe muito mais oxigênio quando se concentra na respiração do que quando usa o "piloto automático". Esse oxigênio extra percorre seu corpo, reabastece cada célula e aumenta sua produção de energia. E, quando você expira consciente e profundamente, expele uma quantidade muito maior de dióxido de carbono, livrando, assim, seu organismo desse gás tóxico.

Você pode aproveitar a capacidade de regular a respiração para recarregar as energias e relaxar. Por exemplo: imagine que você acaba de fazer uma prova de biologia. Pensou que sabia tudo, mas exatamente a única matéria que você achou que não era importante foi a que caiu nas questões.

O pior de tudo é que amanhã tem outra mais difícil ainda, você não estudou o suficiente e agora está tão arrasada, que não tem energia para estudar.

O melhor que pode fazer é encarar a próxima tarefa com a mente aberta e relaxada. Pensar muito em alguma coisa que você não pode mudar consome muita energia. Experimente este exercício de respiração:

Procure um lugar onde nenhuma distração externa possa incomodá-la. Feche os olhos e visualize seu lugar preferido: pode ser uma praia deserta, ou uma clareira num bosque. Mentalize uma porta imaginária, olhando para o lugar escolhido. Agora, antes de atravessar essa porta, visualize cada uma de suas angústias cuidadosamente empilhadas à sua esquerda. Imagine-se dando um pontapé nessa pilha e esparramando seus problemas em todas as direções. Em seguida, atravesse a porta e entre num mundo de relaxamento.

Comece a se concentrar na respiração. Inspire e expire cinco vezes, profunda e lentamente. Com cada inspiração, imagine que está respirando aquele doce ar tropical ou a frescura do bosque. Note como esse frescor percorre todo seu corpo, sinta como seus pulmões se expandem e se contraem em um movimento forte, pausado e intenso.

Um ponto escuro no seu corpo luminoso representa um lugar onde ainda há tensão: concentre-se e dirija sua respiração para essa área, até que ela brilhe.

Quando você sentir que está completamente relaxada, recolha as preocupações espalhadas e coloque-as outra vez na mente renovada, relaxada e cheia de energia. Agora você tem controle sobre sua vida interior e sobre como reage aos acontecimentos externos. Pode enfrentar qualquer situação, desde que use a respiração como aliada. Talvez não consiga controlar as ações de outros nem todos os obstáculos que surgirem em sua vida, mas conseguirá controlar suas reações diante deles.

A meditação

Meditar é tão simples quanto passar alguns minutos em silêncio. O objetivo é silenciar a mente e trazer a consciência de volta ao presente. Passamos muito tempo pensando no nosso futuro ou no passado. É muito mais importante se concentrar no dia de hoje.

Às vezes, para meditar, basta sentar imóvel em determinada posição durante um tempo e se concentrar na respiração. Outras pessoas preferem meditar em movimento, e acalmam a mente enquanto caminham em silêncio pelo campo ou pelas ruas da vizinhança.

Talvez seja difícil no começo, pois você está tentando se libertar das preocupações. Você vai ver que, frequentemente, em vez de controlarmos nossos pensamentos, são eles que nos controlam.

Quando já tiver meditado um pouco, vai descobrir uma nova tranquilidade, que pode ajudá-la a resolver qualquer problema ou tensão. Procure um lugar calmo. Deixe que a mente relaxe e identifique todas as coisas que causam angústia, desconforto, raiva ou tristeza. Quando tiver descoberto o que a preocupa, avalie e veja se pode controlar a situação ou se depende de outros. Se não depender de você, tem que admitir isso e perceber que não ganha nada se angustiando. Aceite o fato e não desperdice sua valiosa energia.

Em compensação, se tiver controle sobre o que a incomoda, precisa decidir como conduzir a situação. Lembre-se de que provavelmente você não conseguirá resolver todos os seus problemas numa única sessão de meditação.

Massagens e reflexologia

Não conheço ninguém que não goste de uma boa massagem. Daquelas que aliviam a tensão de cada músculo e nos deixam completamente relaxadas e flexíveis.

Uma massagem corporal completa melhora a circulação, inclusive do sistema linfático, parte do sistema imunológico que elimina as toxinas dos músculos. Os massagistas profissionais conhecem os principais grupos musculares, como estão ligados e como aliviar a tensão em cada um deles. Há até massagistas especializados em reflexologia, técnica que pelo simples toque de certos pontos nos pés melhora o funcionamento do coração, rins ou bexiga.

A aromaterapia

A aromaterapia é o uso de óleos vegetais aromáticos, incluindo os essenciais (que dão o aroma característico), para o bem-estar psicológico e físico. Cada essência tem um efeito determinado no corpo, relaxante, revigorante ou descongestionante.

Os óleos essenciais são formados por minúsculas moléculas que se dissolvem facilmente em álcool, cremes e óleos. Assim, podem penetrar rapidamente na pele e percorrer todo o corpo. Quando as moléculas evaporam, enviam mensagens ao cérebro por meio das células sensíveis do nariz. As moléculas inaladas têm efeito sobre as emoções, pois trabalham com a região do cérebro denominada sistema límbico, que controla as principais funções do corpo, como o sono, a fome, a sede. Se o olfato pode afetar de tal maneira seu humor e o estresse, por que não aprender a usar essa estratégia?

Meu método preferido de aromaterapia é colocar um recipiente com algumas gotas de óleos essenciais na escrivaninha ou perto da cama. Você também pode usá-los para fazer automassagens. Para isso, simplesmente acrescente de três a cinco gotas de um óleo essencial em duas colherinhas de um óleo base (isto é, um óleo vegetal usado para diluir o essencial; pode ser de amêndoas, cenoura, prímula, semente de uva, jojoba, oliva, gergelim ou girassol). Prefira os óleos orgânicos, não refinados, prensados a frio (quanto menos refinado, mais escuro).

Os óleos essenciais não são bons apenas para massagens: você também pode usá-los para um excelente banho de vapor. Use cinco gotas de óleo de hortelã ou eucalipto por litro de água fervendo para aliviar resfriado ou congestão nasal, ou duas gotas por litro para obter um efeito mais suave e aliviar as vias respiratórias. Despeje a mistura numa bacia grande ou no bidê, cubra o cabelo e os ombros com uma toalha e inale o vapor.

Outro modo de usar os óleos essenciais é em compressas, para os entorses ou hematomas. Mergulhe uma toalha num recipiente contendo três ou quatro gotas de óleo de lavanda para cada 236 ml de água quente ou fria, e aplique-a com firmeza sobre a parte machucada. Use água fria se houver hematomas, inchaço ou inflamação. Se as lesões não forem recentes, e não apresentarem inchaço nem inflamação, use água quente. As compressas podem melhorar as lesões mais leves. Entretanto, se tiver alguma lesão grave, procure um médico.

Todos nós sabemos o quanto os pés ficam cansados depois de um longo dia. Cuide deles mergulhando-os em água morna com óleos essenciais. Ela ajuda a dilatar os vasos sanguíneos, o que também alivia as dores de cabeça provocadas pela tensão. Quando tiver uma dor de cabeça daquelas, experimente colocar os pés de molho e verá que se sentirá melhor imediatamente.

Se você não tem nenhuma doença física, mas está um pouco abatida emocionalmente, pode usar os óleos essenciais para levantar o ânimo; nesse caso, os mais recomendados são os cítricos. Basta colocar algumas gotas numa bacia com água quente e deixar evaporar até perfumar suavemente todo o quarto. Você também pode comprar um difusor de cerâmica.

Os óleos essenciais podem ser úteis para estudar, pois dissolvem os bloqueios mentais que afetam a memória. Está provado que o cheiro de hortelã é bom para a memória. Misture-o com laranja ou limão e crie uma combinação revitalizante e estimulante.

Pode ser que queira fazer misturas. Faça como os fabricantes de perfumes, e preste atenção às notas de cabeça, médias e de base. Os aromas frescos como limão, eucalipto ou chá verde são notas de cabeça, em geral, frescas, leves e imediatamente perceptíveis devido à rapidez com que evaporam. Os óleos florais e de plantas mais suaves, como lavanda, gerânio, camomila e hortelã, compõem a maioria das notas médias, a alma da mistura, e são perceptíveis depois da nota de cabeça, quando os inalamos pela primeira vez. Os de madeiras, como o incenso e o sândalo, formam as notas de base, que são aromas ricos e densos que permanecem e são percebidos completamente apenas depois de um período prolongado de exposição ao ar. Uma boa mistura deve combinar um óleo de cada uma destas três categorias, em geral, na seguinte proporção: três gotas de nota de cabeça, duas gotas de notas médias e duas gotas da nota de base.

Veja, a seguir, uma lista de aromas e seus efeitos:

Levantam o ânimo/energizantes: limão, tangerina, grapefruit, morango
Relaxantes/sedantes: camomila, lavanda, baunilha
Descongestionantes: eucalipto, hortelã
Mais atraente para os homens: canela
Mais atraente para as mulheres: lavanda
Atraente para homens e mulheres: baunilha

Fé e solidariedade

Minha família é bastante religiosa. Como a maioria dos adolescentes, passei por um período em que a religião ocupava o último lugar na minha lista de prioridades. Sinceramente, o que podia ganhar indo à igreja todos os domingos?

O fato de me obrigarem a fazer alguma coisa, a acreditar em alguma coisa, fazia com que me sentisse presa, é claro que eu não gostava nenhum pouco.

Quando somos adolescentes, é fácil e divertido acreditar que somos o centro do universo. Mas, quando passei dessa fase, aprendi que a felicidade e a autoestima não dependem do que os outros pensam, mas de demonstrar que somos capazes de ajudar os outros. Eu sempre culpava a religião pela minha infelicidade, ressentimento e desconforto, mas na verdade eu era a causa desses sentimentos. Quando compreendi isso, a religião deixou de representar uma ameaça para mim.

Não importa qual seja a sua religião, nem se acredita ou não em Deus. Mesmo assim, você é capaz de entender o prazer de ser útil. Para que estamos na Terra se não para ajudar-nos uns aos outros?

Escolha, sempre

Foi um prazer dividir com você os conhecimentos que adquiri na minha adolescência. Foi uma época maravilhosa da minha vida e tenho certeza de que também será para você. Espero que todo esse conhecimento sobre como comer, fazer exercícios e relaxar seja útil. Não esqueça que ser independente é poder *escolher*: você pode escolher ter uma vida saudável e feliz.

Cuide-se, então. Aproveite para assumir agora a responsabilidade pela sua saúde e sua vida. Tudo de bom para você!

Sobre a autora

Daphne Oz é aluna da Universidade de Princeton, nos Estados Unidos. Enquanto cursava o ensino médio, escreveu para a revista *ELLEgirl*. É filha do Dr. Mehmet Oz e de sua esposa Lisa, coautora dos best-sellers *Você, manual do proprietário* e *YOU: The Smart Patient (Você, o paciente inteligente)*.

Índice

Sua opinião é importante!

Escreva um e-mail para **opiniao@livropresente.com** com o título deste livro no "Assunto".

Este e-mail é para que você nos envie suas sugestões ou opiniões em relação a este livro, mas não é um consultório sentimental e nem pode responder a questões particulares de saúde ou histórias de vida. Caso tenha qualquer dúvida ou problema, aconselhamos enfaticamente que você procure um médico ou um adulto responsável.